KIT DE SURVIE
ANTI-POLLUTION

SIOUX BERGER

KIT DE SURVIE ANTI-POLLUTION

EYROLLES

Groupe Eyrolles
61, bld Saint-Germain
75240 PARIS
www.editions-eyrolles.com

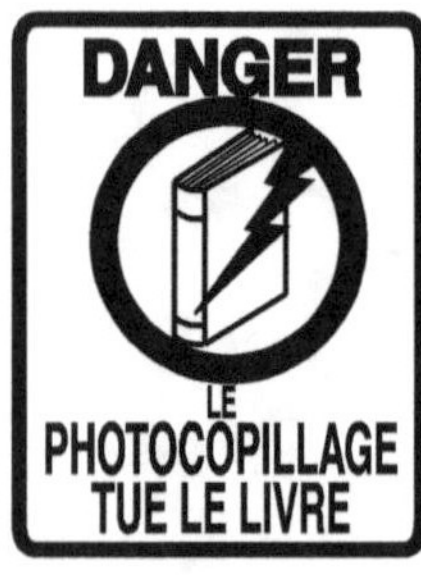

ISSN : 2103-5865
ISBN : 978-2-212-54453-4

SOMMAIRE

INTRODUCTION

Maison, villes, campagne, nourriture… c'est désormais un fait acquis : nous vivons dans un environnement pollué. Chaque jour, les médias nous informent de la découverte d'un nouveau danger toxique : trop de pesticides, trop d'ondes, des résidus plastiques dans le lait de nos enfants, des substances cancérigènes dans l'air de nos maisons.

Nous sommes abreuvés d'informations anxiogènes ; le lien entre cancer et environnement est peu à peu mis en évidence par les médecins les plus réputés. Il est vrai que le nombre de nouveaux cas a doublé en 25 ans. Les enfants ainsi que les jeunes adultes ne sont pas épargnés. Dominique Belpomme, cancérologue à l'hôpital Georges Pompidou de Paris, a lancé un cri d'alarme : 300 000 nouveaux cas de cancers sont enregistrés chaque année en France. Le cancer est aujourd'hui la première cause de mortalité des personnes âgées de moins de 65 ans.

Alors, que faire pour se protéger ? On peut regretter le bon vieux temps où notre planète n'était pas polluée, on peut aussi le renier et décider une bonne fois pour toutes que notre économie de la consommation qui mène la planète à sa perte est de toute façon la seule issue… « on ne va pas retourner à l'âge de pierre », dit-on…

Et si on cessait de dresser le monde ancien contre le monde moderne ? Notre santé, notre façon de voir la vie s'en trouveraient sans doute améliorées. Tout n'était pas rose avant, mais tout ne l'est pas aujourd'hui : il faut être réaliste, les épidémies de jadis ont laissé la place à de nouveaux fléaux. Il n'est pas certain que les nouvelles générations vivront mieux et plus longtemps que leurs aînés.

Mais avec un peu de bon sens, il est possible d'inverser les tendances, de faire changer le cours des choses. À notre petite échelle, nous pouvons protéger notre santé, celle de nos enfants, et celle de la planète.

Ce petit guide vous propose des solutions simples et concrètes : vous y trouverez des conseils pratiques, peu coûteux, mais qui peuvent vous permettre de changer radicalement votre mode de vie, sans pour autant vous enfermer dans une bulle coupée du monde moderne. Inutile de partir vivre sur le champ dans une yourte au fin fond de la Lozère…

1

STOP À LA POLLUTION DANS MON ASSIETTE

Répondez par « oui » ou par « non » aux différentes affirmations ci-dessous :

1. Je consomme des plats tout prêts et vite réchauffés au micro-ondes un soir sur deux. Oui ❏ Non ❏

2. Je bois des sodas allégés plusieurs fois par semaine. Oui ❏ Non ❏

3. Je préfère les eaux aromatisées à l'eau nature. Oui ❏ Non ❏

4. Dans mon caddie, il y a plus de produits préemballés que de produits frais. Oui ❏ Non ❏

5. Je consomme du pain blanc, des pâtes blanches et du riz blanc. Oui ❏ Non ❏

6. J'achète surtout des yaourts aux fruits, parfumés ou édulcorés. Oui ❏ Non ❏

7. Je passe rarement à la boulangerie : j'achète mon pain en supermarché avec le reste de mes courses. Oui ❏ Non ❏

8. Je consomme très rarement de l'huile d'olive ou d'autres huiles de première pression à froid.   Oui ❏   Non ❏

9. Je ne consomme jamais de légumes secs.   Oui ❏   Non ❏

10. L'hiver, je mange des tomates et de la salade parce que c'est bon pour ma ligne.   Oui ❏   Non ❏

Vous avez répondu « oui » à plus de 5 questions :

Les fruits de saison, pour vous, ce sont ceux qui sont en promotion au supermarché. Consommer des fraises au mois de janvier, cela ne vous affole pas le moins du monde. Où ont-elles poussé ? Comment sont-elles arrivées jusqu'à votre réfrigérateur ? Vous n'y avez pas réfléchi.

Quant aux yaourts « aux fruits », si c'est indiqué sur l'emballage, c'est qu'ils doivent forcément contenir des fruits. Vous n'avez jamais regardé la composition des produits que vous achetez. Plus votre alimentation est constituée de produits transformés par l'industrie, plus vous consommez une quantité assez importante d'additifs, de pesticides, d'édulcorants et de mauvaises graisses...

Redécouvrez les vrais bienfaits de la nature en calant vos courses sur les saisons et en achetant des produits simples et moins coûteux...

Vous avez répondu « oui » à moins de 5 questions :

Vous semblez avoir une alimentation simple et saine, bravo !
Vous êtes un consommateur responsable, et vous savez que lorsque l'on soigne la planète, on prend également soin de sa santé.

MAUVAISES GRAISSES ET ZÉRO VITAMINES : ARRÊTONS LES DÉGÂTS !

Saviez-vous que, contrairement aux idées reçues, l'alimentation des hommes préhistoriques était 3 à 8 fois plus riche en vitamines, en minéraux, et 4 fois plus riche en fibres ? Nos ancêtres consommaient également nettement plus d'oméga-3 (ceux que l'on appelle aussi les « bonnes graisses ») et 10 fois moins de sel[1].

Notre espérance de vie s'est allongée, mais dans quelles conditions de santé ? Diabète, cancers et maladies cardiovasculaires sont en constante augmentation. Le docteur Kousmine a établi très tôt un lien entre notre nourriture, qui est de plus en plus raffinée, industrialisée, et l'état actuel de notre santé[2]. Depuis les années 1950, les produits de base qui composent notre alimentation ont vu leur composition évoluer considérablement, au détriment de notre santé :

- **Le pain** était autrefois composé de farine complète, de levain naturel, d'eau et d'un peu de sel. La farine complète, composée de l'intégralité du grain, est non seulement riche en fibres, mais elle est aussi riche en vitamines et en oligo-éléments. C'est un produit vivant : plantez un grain de blé complet dans le sol, il se mettra à germer. Plantez un grain raffiné, il est incapable de pousser. La farine blanche est un produit dénué de vie, facile à conserver, facile à distribuer, facile à stocker. Le pain est aujourd'hui généralement fait de farine blanche, car celle-ci se conserve plus facilement ; il est également composé de levure chimique pour que la pâte lève plus vite, et de beaucoup de sel pour donner du goût à ce qui n'en a plus. À la fin du XIXe siècle, on consommait 133 kg de pain complet par an. En 1970, ce chiffre n'était plus que de 2 kg. Quant aux pains préemballés, penchez-vous sur la liste des ingrédients et vous serez étonnés de découvrir que vous

---

1. *Ça m'intéresse*, article « Oui, on peut encore manger sain », mai 2008.
2. Dr Catherine Kousmine, *Sauvez votre corps*, Paris, éditions J'ai Lu « Bien-être », n° 7029, 2003, 628 pages.

absorbez du sucre, de l'huile, des conservateurs et du gluten rajouté dans ce que vous pensiez être simplement du pain.

- **L'huile** était autrefois pressée à froid (comme l'huile d'olive). Les huiles actuellement utilisées dans l'industrie agroalimentaire sont raffinées, c'est-à-dire chauffées à très haute température : elles se conservent mieux ainsi… malheureusement pour nous, car elles ne contiennent alors pratiquement plus que des « mauvaises » graisses, et sont dénuées des fameux omégas si nécessaire à notre bonne santé. Ces huiles peuvent également être hydrogénées : on les mêle à de l'hydrogène pour qu'elles se diluent parfaitement dans les biscuits ou les pains, mais elles sont particulièrement nocives pour notre poids et pour nos artères.

- **Le sucre** est systématiquement raffiné, et il est présent partout, sous forme de sirop de glucose notamment. En 1880, nous consommions 8 kg de sucre par an et par personne, nous en absorbons aujourd'hui 35 kg[3]… Le sucre utilisé autrefois était issu du miel ou des cannes à sucre. Il n'était pas raffiné, et donc particulièrement riche en oligo-éléments.

- **Le lait** était autrefois produit en petites quantités et était une denrée rare. Il est aujourd'hui devenu un ingrédient de base des préparations industrielles. On trouve du lait et des protéines de lait partout, dans tous les plats, tous les biscuits, si bien que de plus en plus de personnes sont allergiques à ces protéines. On consomme aujourd'hui 300 kg de lait par habitant et par an en France[4] ! Les vaches sont surexploitées, boostées aux hormones et aux antibiotiques afin que leurs pis ne contractent pas de surinfection. Autrefois et jusque dans les années 1950, une vache produisait 1 litre de lait par jour. Aujourd'hui, les vaches laitières en produisent 23 litres, et sur une période d'une vingtaine d'années. Résultat, la qualité du lait a beaucoup baissé. Ce n'est pas un hasard si le lait bio est plus riche en vitamines A, E et en antioxydants…

- **Les vitamines** étaient autrefois naturellement présentes dans les farines, les jus de fruits fraîchement pressés, les huiles… Sur les emballages des produits industriels, on peut très souvent lire, écrit en très gros, des listes impressionnantes de vitamines rajoutées artificiellement sur des produits qui ont perdu toute leur richesse à force d'être raffinés.

Le pain s'appelle toujours du pain, mais il n'en est plus, l'huile nous engraisse, le sucre est partout.

---

3. Dr Catherine Kousmine, *Soyez bien dans votre assiette jusqu'à 80 ans et plus*, Paris, éditions Sand & Tchou 1994, 173 pages.

4. Revue *Biocontact*, dossier sur le lait, n°179, Albi, SARL Biocontact, avril 2008, 124 pages.

- Achetez du sucre non raffiné en magasin bio.
- Évitez les produits dont les ingrédients comportent des sucres rajoutés raffinés (vérifiez aussi la composition des produits salés !).
- Demandez à votre boulanger un pain complet ou semi-complet au levain. Si vous n'avez pas le temps de passer tous les jours à la boulangerie, congelez-en des portions, et évitez les pains préemballés et les pains de mie.
- Découvrez les huiles vierges non raffinées ; elles sont savoureuses, et relèvent les plats les plus simples : ajoutez un filet d'huile de noisette sur les brocolis ou les pommes de terre, vous allez adorer et vos enfants aussi…
- Les vitamines se trouvent dans les produits vivants. Elles sont prévues en juste quantité par la nature qui a bien fait les choses. Évitez les compléments et fuyez les produits industriels qui vous vantent les mérites de vitamines rajoutées. Préférez une orange à un jus industriel, une pomme à une compote toute prête.
- Consommez du lait de qualité.

LA SURCONSOMMATION NOUS REND MALADES

La pollution se niche dans la malbouffe, mais elle se niche aussi dans la surbouffe. Non seulement nous nous nourrissons avec des aliments industriels pauvres en fibres et en vitamines, mais en plus nous mangeons trop et nous n'en finissons pas de grossir. Or une personne en surpoids a plus de risques d'être atteinte d'un cancer au cours de sa vie et moins de chances d'en être guérie[5].

Dans les années 1960, la consommation de desserts et de glaces était de 1 kg par personne et par an. Elle a aujourd'hui dépassé les 14 kg. Notre consommation de viande a triplé par rapport aux siècles passés : nous en consommions 23 kg par an en 1860, nous en ingurgitons aujourd'hui 4 fois plus[6]…

---

5. Voir à ce sujet la revue *The Lancet*.

6. À lire pour en savoir plus : *Que Choisir*, n°403, Paris, *UFC-Que Choisir*, avril 2003 ; Biocontact, Albi, SARL Biocontact, novembre 2005 ; *Quelle santé*, dossier « Seitan, la viande végétale », n°9, Paris, Santé Port-Royal, octobre 2006 ; dr Catherine Kousmine, *Soyez bien dans votre assiette jusqu'à 80 ans et plus*, Paris, éditions Sand & Tchou 1994, 173 pages.

La situation est d'autant plus inquiétante que les nouvelles générations d'enfants sont aujourd'hui atteintes par l'obésité et le surpoids dès le plus jeune âge. Cette évolution est préoccupante, car ces enfants ont plus de risque d'être touchés par le cancer à l'âge adulte.

En 2011, le cancer provoquera dans le monde plus de décès que le sida, la tuberculose et les maladies cardiovasculaires réunies. L'obésité touchera 50 % des Français et 33 % des Françaises[7].

Nous mangeons trop et mal. Les aliments sucrés et gras que nous absorbons ne satisfont pas notre faim, c'est pourquoi il nous en faut plus encore. Un enfant qui vide en une minute une gourde de compote ne se sentira pas rassasié. Il en demandera peut-être une autre. Aurait-il avalé ainsi deux pommes à la suite ? Les produits industriels sont vite absorbés, vite digérés, et notre corps, que nous n'écoutons pas, nous réclame l'essentiel : des aliments simples, rassasiants. Ceux que la nature nous propose depuis toujours : une tranche de pain complet au levain, un fruit, des légumes, une noix de beurre frais…

Sans aller chercher très loin, il est facile de retourner à l'essentiel, et de retrouver une alimentation équilibrée, non raffinée.

Encore faut-il se pencher un instant sur nos habitudes occidentales.

ALORS, QUE FAIRE POUR PRÉSERVER MA SANTÉ ?

- Faites simple et économique. Pressez une orange le matin au lieu de boire un jus tout prêt : vous en boirez moins (parce qu'il faut le presser !) mais la qualité et la fraîcheur seront au rendez-vous.
- Évitez tous les aliments vite absorbés qui ne vous nourrissent pas : le pain de mie, les biscuits, les barres chocolatées. Une tranche de (vrai) pain, deux carrés de chocolat noir et une pomme au goûter vous permettront de tenir largement jusqu'au repas et vous aurez consommé deux fois moins de calories !
- Dans notre alimentation moderne, nous avons souvent peur des quantités : une pomme représente un volume important à ingurgiter, un plat de pâtes aussi, mais trois verres de soda, une poignée de bonbons passent inaperçus. Saviez-vous qu'un verre de soda est l'équivalent de six sucres ? Et ce petit verre ne vous nourrit pourtant pas…
- Méfiez-vous des publicités : telle marque vous vante les mérites d'un goûter pour enfant qui est l'équivalent d'un grand verre de lait. Votre enfant vous demande trois portions de ce goûter magique. Vous acceptez, les quantités

---

7. Chiffres de l'Institut national du cancer.

sont petites, les portions vite avalées. Votre enfant aurait-il bu d'affilée trois verres de lait ? La réponse est non… Ces préparations sucrées le poussent à ingurgiter des quantités dénuées de bon sens : son organisme est incapable de s'y retrouver et de dire « STOP ».

- Prenez du recul sur ce que vous achetez et évitez les produits qui n'ont plus rien à voir avec le blé qui poussait dans le champ, le lait du pis de la vache ou le cacao du cacaotier…
- Ne regardez plus le nombre de calories sur l'emballage. Vérifiez plutôt ce qu'il contient dans la liste des ingrédients. On trouve du sirop de glucose dans certains biscuits dits de régime ! Dites-vous que si vous ne réussissez pas à comprendre la composition, votre corps ne saura pas la déchiffrer non plus.

En consommant des aliments simples et non raffinés, vous allez automatiquement réduire vos quantités et rééquilibrer la qualité !

Mangez moins, mais mangez mieux : au XIXe siècle, et jusqu'à la Seconde Guerre mondiale, le beurre était un aliment du dimanche. Les paysans en conservaient très peu pour leur consommation personnelle, et ils en vendaient une grande partie. Le saucisson et toutes les viandes étaient extrêmement chers, c'est pourquoi on en cuisinait les jours de fête. Le prix de la viande a aujourd'hui considérablement baissé, mais sa qualité aussi. La volaille, les porcs en batterie (nourris aux céréales OGM) sont bon marché. La quantité est accessible à tous, mais pas la qualité. On peut consommer du saumon fumé ou du foie gras tout au long de l'année, des gâteaux au chocolat tous les jours. Ces mets raffinés ne sont plus réservés aux riches, aux bourgeois bedonnants dont Zola décrivait l'embonpoint.

Avec l'élévation du niveau de vie, nous avons choisi de faire la fête tous les jours. Nous sommes passés d'un extrême à l'autre. La soupe quotidienne a été remplacée par les chips, le saucisson à volonté, les viennoiseries tous les matins, le beurre et les gigantesques tranches de viandes sur toutes les tables et à toutes les heures de la journée. Les extrêmes riment rarement avec santé et équilibre. Nos ancêtres souffraient de la faim, du manque de variété dans leur alimentation, nous en avons créé de nouveaux problèmes : nous mourons de suralimentation. Aujourd'hui, il y a des distributeurs de plaisirs chimiques partout : bonbons, chewing-gums, barres chocolatées, nous les avalons à la va vite, d'un air blasé, en attendant un métro qui n'arrive pas… Et si nous redécouvrions le plaisir des gâteaux du dimanche ? Et si on s'attablait une fois par semaine autour d'un bon dessert ? Et si on disait non aux sucreries industrielles et oui au plaisir occasionnel savouré entre amis ?

OGM : COMMENT NE PAS EN MANGER ?

Vous achetez le maïs pour vos salades en toute confiance, vous êtes certain qu'en France aucune plante OGM n'est commercialisée… Et bien détrompez-vous, ce n'est malheureusement pas le cas. En réalité, nous absorbons des OGM sans le savoir.

Certains animaux dont nous consommons la viande (porcs, volailles en batterie…) sont nourris avec des tourteaux faits de maïs et de soja OGM.

Les industriels ont le droit d'inscrire la mention « sans OGM » sur l'emballage de tous les aliments, même si ceux-ci en contiennent un peu car c'est légal à hauteur maximale de 0,9 %.

Cet étiquetage ne concerne que les produits végétaux que l'on vous vend directement (comme le maïs en boîte par exemple). Pour les préparations industrielles, le fabricant n'est pas tenu d'indiquer la teneur en OGM. Par exemple, la Maïzena®, l'amidon de maïs, la lécithine de soja peuvent en contenir.

Les plantes OGM sont conçues pour être particulièrement résistantes aux pesticides les plus forts. Ainsi, l'agriculteur peut abondamment arroser son champ de produits chimiques sans avoir peur de tuer la plante. Résultat, nous consommons ce surplus de pesticides.

D'autre part, quelques études commencent à lever le secret industriel sur la réalité des plantes OGM. Ceux qui les produisent clament haut et fort qu'elles sont sans danger pour notre santé, pourtant des études réalisées sur des rats montrent que les OGM pourraient être toxiques sur le foie et les reins[8].

ALORS, QUE FAIRE POUR PRÉSERVER MA SANTÉ ?

• Connectez-vous sur le site de Greenpeace (*www.greenpeace.org*), vous y trouverez un petit livret à télécharger, qui liste les marques utilisant des aliments OGM.

• Évitez les plats tout prêts et lisez les étiquettes. Méfiez-vous des farines de maïs, lécithines de soja, amidon modifié…

---

8. Auteurs de cette étude : Gilles-Éric Séralini1, laboratoire de biochimie, université de Caen ; Dominique Cellier, laboratoire d'informatique, traitement de l'information et des systèmes (LITIS), université de Rouen ; Joël Spiroux de Vendomois, Comité de recherche et d'information indépendantes sur le génie génétique (CRIIGEN), Mont-Saint-Aignan.

- Pour la viande, préférez les labels qui vous garantissent que l'animal a été élevé en plein air et nourri plus naturellement qu'avec des tourteaux. Les élevages en batterie de porcs ou de volailles en font bien évidemment une bien plus grande consommation.

PESTICIDES : QUELS FRUITS ET LÉGUMES CHOISIR ?

Nous sommes exposés à des doses croissantes de pesticides : un rapport de la Commission européenne de l'agriculture souligne que cette augmentation est particulièrement inquiétante pour les fruits, les légumes et les céréales.

Une autre enquête[9] révèle également qu'on retrouve dans notre nourriture des pesticides qui sont aujourd'hui interdits et classés cancérigènes : malheureusement, parmi les fruits et légumes importés (ananas, bananes…), certains pays ne respectent pas la réglementation européenne en vigueur.

Cette même enquête révèle également que les normes autorisées sont souvent dépassées, et notamment pour les produits céréaliers.

Pour le professeur Belpomme, cancérologue, même si la cause de l'augmentation des cancers est aujourd'hui multifactorielle, les quantités de pesticides que nous ingérons quotidiennement ne sont pas anodines. Ces doses participeraient aussi à la baisse de la fertilité masculine, qui est constante depuis les années 1940-1950, époque à laquelle on a commencé à utiliser massivement les pesticides et les herbicides. Les agriculteurs, et tout particulièrement les viticulteurs, ont été les premiers touchés par cette « épidémie ». Les cancers chez les viticulteurs sont nombreux, de même que certaines familles ont des difficultés à avoir des enfants.

ALORS, QUE FAIRE POUR PRÉSERVER MA SANTÉ ?

- Si vous en avez les moyens, privilégiez au maximum les produits bio. Mais rassurez-vous, il est possible de diminuer les doses de pesticides ingérés sans pour autant se ruiner en boutique diététique.
- Achetez des fruits et légumes de saison et d'origine française.

9. Enquête menée par la direction générale de la concurrence, de la consommation et de la répression des fraudes (DGCRF).

- Certains légumes sont beaucoup plus arrosés de pesticides car ils sont plus fragiles :
    - achetez bio : les poivrons et les piments, les tomates, les poireaux, les laitues et les épinards ;
    - achetez dans un magasin classique et pendant la saison : les carottes, les pommes de terre, les endives et les concombres. Ce sont des légumes plus solides, donc moins arrosés par la chimie.
- Pour les fruits, ayez le même réflexe : préférez le bio pour les fraises, les mandarines et les raisins et achetez dans un magasin classique, pendant la saison, les pêches et les pommes.
- Épluchez tous les fruits et légumes.
- Les céréales présentent malheureusement des taux de pesticides élevés. Si vous le pouvez, préférez la farine, le riz, et les pâtes bio : ce ne sont pas les produits les plus coûteux du réseau bio.

DES RÉSIDUS PLASTIQUES DANS MA NOURRITURE

Certains plastiques diffusent une substance toxique dans notre nourriture : c'est le bisphénol A. On l'appelle aussi BPA ou polycarbonate.

Bien entendu, les industriels revendiquent l'innocuité de ce produit, mais la mairie de Paris a tout de même fait retirer les biberons composés de ce plastique dans les crèches parisiennes, et le Canada en a simplement interdit l'usage pour la fabrication des objets destinés aux enfants.

Mais le bisphénol ne se trouve pas seulement dans les biberons ! Pratiquement tous les plastiques durs, transparents, et destinés à

ⓘ Comment reconnaître un plastique toxique ?

- Les matières plastiques sont classées par les industriels grâce à un code : si le chiffre 7 est indiqué sur l'objet, il s'agit de plastique contenant du bisphénol.
- Les boîtes de conserves et les canettes contiennent du bisphénol lorsqu'un film blanc a été ajouté à l'intérieur de la boîte.

recevoir des aliments chauds en cuisine en contiennent : dans les cuit vapeurs, les robots pour bébés, les boîtes de conserve…

Dans les conserves, vous reconnaîtrez facilement le bisphénol : il s'agit d'un film blanc, ajouté sur le métal, à l'intérieur de la boîte elle-même.

Le bisphénol est potentiellement dangereux pour notre santé car il perturbe nos hormones sexuelles. Il est donc particulièrement nocif pour les enfants en bas âge, qui sont en pleine croissance.

Les autres matériaux plastiques ne sont pas garantis inoffensifs : tout plastique diffuse à la longue des substances chimiques, mais leur toxicité reste à prouver… Dans le doute, autant essayer de recourir à d'autres matériaux plus nobles.

Mieux vaut également connaître les codes des plastiques dont on se sert :

- Code 1 ou PETE : ce plastique est utilisé dans la fabrication des bouteilles d'eau.
- Code 2 ou PEHD : ce matériau, plus solide, est employé pour les bouteilles de détergents, les shampoings.
- Code 3 ou PVC : du film plastique aux fenêtres, le PVC est partout. Il est aussi utilisé pour la réalisation de bouteilles de détergents. Ce type de plastique serait cancérigène.
- Code 4 ou PEBD : films étirables sur les palettes, sacs plastiques, ces emballages ont malheureusement envahi notre environnement.
- Code 5 ou PP : pots de yaourts, pailles pour boissons, biberons, ce plastique est en contact avec les aliments que nous ingérons.
- Code 6 ou PS : la vaisselle jetable de nos pique-niques est fabriquée à partir de ce plastique, particulièrement polluant.
- Code 7 : biberons, canettes, bouteilles d'eau pour les sportifs, le polycarbonate est partout, diffusant lentement son bisphénol dans notre organisme.

ALORS, QUE FAIRE POUR PRÉSERVER MA SANTÉ ?

- Évitez le plastique !
- Préférez les biberons en verre lorsque vous êtes chez vous, et vérifiez le code plastique du biberon que vous emporterez pour vos déplacements.
- Évitez de déposer des aliments chauds dans des récipients en plastique : les migrations de substances toxiques sont alors plus rapides et plus importantes.
- Les cuit vapeurs sont pratiques, diététiques, mais la très grande majorité est composée de plastique portant la mention 7. Nous vous recommandons donc d'investir dans un cuit vapeur en inox.

- Plus les plastiques sont anciens, plus ils « diffusent » : n'utilisez pas l'assiette et le verre en plastique de l'aîné qui a 10 ans pour le petit dernier.
- Pour les boîtes de conserves, notez sur votre bloc-notes de courses les marques qui n'utilisent pas de bisphénol. Malheureusement, on a la surprise en ouvrant la boîte car rien n'est indiqué sur l'emballage et l'usage de cette substance varie d'une marque à l'autre et d'un aliment à l'autre.
- Redécouvrez la cuisine de grand-maman : c'est dans les plus anciennes marmites qu'on réalise les meilleures recettes. Investissez dans des plats en terre cuite, en grès, en fonte.

ADDITIFS : OÙ SE CACHENT-ILS ? COMMENT Y ÉCHAPPER ?

Les additifs sont des substances chimiques ou naturelles qui servent à conserver un produit, rehausser artificiellement le goût d'un aliment, donner de l'onctuosité ou de la couleur.

Dans la liste des ingrédients, les additifs sont indiqués avec des codes qui commencent tous par un « E » suivi d'un numéro ; par exemple E124, E320, etc. Tous ne sont pas nocifs, mais certains sont classés « cancérigènes possibles ». Chaque substance prise séparément n'est pas utilisée à des doses suffisamment importantes pour que les autorités sanitaires s'inquiètent.

Chaque substance prise séparément… mais qu'en est-il du cocktail d'additifs que nous ingérons chaque jour ? Il existe peu d'études sur l'interactivité des additifs entre eux. Ce qui est certain, c'est que le système digestif de l'être humain, et pire chez le bébé, n'est pas programmé au départ pour assimiler de telles substances chimiques additionnées à la ration alimentaire du quotidien. Certaines de ces substances sont très allergènes ou potentiellement cancérigènes sur le long terme.

Dans les produits de base qui n'ont pas été retravaillés par l'industrie agro-alimentaire (fruits, légumes, lait), on ne retrouve pas de « E ». En revanche, plus un produit est préparé, plus vous avez de riques d'en rencontrer dans la liste des ingrédients.

Bien entendu, ces additifs sont assez peu coûteux pour le fabricant et permettent par exemple de donner un meilleur goût à une viande hachée de qualité médiocre, ou une plus jolie couleur à une sauce un peu pâle. Bref, les additifs sont le cache-misère de l'industrie agroalimentaire.

La liste des « E » peut être très longue dans la composition des bonbons destinés aux enfants ou de certains biscuits. Par exemple, le E320, classé « cancérigène possible » est présent dans certains chewing-gums destinés aux enfants.

Lorsque vous déchiffrez une étiquette, méfiez-vous également de l'allégation « arômes », au pluriel… derrière ce terme se cachent des arômes artificiels.

ALORS, QUE FAIRE POUR PRÉSERVER MA SANTÉ ?

- La solution la plus efficace : lire les étiquettes et reposer les paquets d'aliments qui contiennent des E.
- Seconde tactique : optez pour les aliments les plus simples possibles : yaourt nature, crème fraîche non transformée, chocolat sans parfums ajoutés.

ÉDULCORANTS : FAUX AMIS

Dans les années 1990, l'aspartame est apparu comme le produit miracle des régimes : on allait enfin pouvoir consommer des aliments sucrés sans se priver. L'aspartame a rapidement envahi les rayons, et de nombreux médicaments en sont composés.

Pourtant, l'aspartame est aujourd'hui sur la sellette car des études ont dévoilé deux phénomènes inquiétants :

- L'aspartame ferait grossir. Une étude réalisée aux États-Unis[10] a montré que l'aspartame participerait à la lente progression de l'obésité et du diabète. En effet, notre organisme, trompé par cette substance nouvelle, réagirait en diminuant le nombre de calories utilisées pour son métabolisme digestif… Une autre étude[11], menée cette fois sur des rats, montre que ceux nourris aux édulcorants prennent plus de poids que les autres.

  Les ventes de produits édulcorés sont encore aujourd'hui en constante augmentation aux États-Unis ; l'obésité a pourtant continué son irréversible ascension…

- L'aspartame serait potentiellement dangereux. Bien entendu, les industriels soutiennent le contraire, mais l'ensemble des études réalisées de façon

---

10. Étude Correction réalisée aux États-Unis sur 1 500 patients.

11. Swithers SE, Davidson TL, Drt. Walton, *A Role for Sweet Taste : Calorie Predictive Relation in Energy Regulation by rats*, Behavorial Neuroscience, février 2008.

indépendante arrivent à la même conclusion : les chercheurs qui ont effectué des tests sur des rats ont découvert une augmentation des tumeurs mammaires chez les femelles nourries à l'aspartame, ainsi que des leucémies chez les mâles. Il serait également un très puissant neurotoxique. L'aspartame serait particulièrement nocif pour la femme enceinte, car lorsque le bébé est exposé *in utero*, il aurait potentiellement plus de risques d'être malade rapidement par la suite[12].

ALORS, QUE FAIRE POUR PRÉSERVER MA SANTÉ ?

- Lisez les étiquettes, l'aspartame est aussi indiqué sous la forme E951.
- Redécouvrez le plaisir du sucre de canne, du miel ou bien sucrez moins, mais sucrez mieux !
- Vérifiez la composition des médicaments, tout particulièrement ceux destinés aux enfants.

POURQUOI NOTRE ALIMENTATION ACTUELLE PROVOQUE DES ALLERGIES

Les arbres de nos villes et de nos campagnes sont agressés par la pollution de l'eau et de l'air. Face à cette agression, les plantes, irritées, réagissent en produisant un trop plein de pollen au printemps.

C'est en partie pour cela que les allergies respiratoires sont de plus en plus nombreuses. Doit-on en conclure pour autant que les arbres sont la cause des allergies dont nous souffrons ? Il nous apparaît évident qu'il est temps de chercher la cause au-delà des graminées et pollens, qui ont toujours existé, et qui ne provoquaient pas autant d'allergies dans le passé. La cause profonde, c'est bel et bien la pollution.

Dans le cas des allergies alimentaires, notre raisonnement est malheureusement identique : on traque l'allergène (dans les fruits à coque, les œufs ou le poisson) sans réellement s'interroger sur la cause de cette brusque

12. Étude publiée dans la revue de référence *Environnemental Health Perspectives* et menée par des chercheurs de la fondation Ramazzini, structure indépendante à Bologne.

augmentation des allergies à des produits qui étaient considérés autrefois comme inoffensifs et naturels…

Notre organisme, comme les arbres de nos villes, ne serait-il pas devenu extrêmement sensible face à une pollution alimentaire toujours plus grande ?

Notre alimentation est, avec l'air que nous respirons et l'eau que nous buvons, ce qui a le plus changé au cours des cent dernières années.

Tout d'abord, les produits de consommation courante ont vu leur composition évoluer : des protéines de lait sont ajoutées dans la plupart des aliments industriels, du gluten est additionné dans les pains, les biscuits, les brioches. Les proportions établies par la nature sont bouleversées, et l'on voit apparaître des allergies au lait, au gluten…

Ensuite, les additifs fleurissent dans les compositions, sans qu'aucune étude de l'effet cocktail n'ait été réalisée : l'innocuité de chaque additif est testée séparément par les industries qui les produisent, mais qu'en est-il de cette addition, très lourde, de produits chimiques surajoutés qui passent inaperçus ? Notre organisme, comme les arbres, face à une pollution toujours plus importante, ne risque-t-il pas d'être peu à peu irrité, intolérant, et donc allergique ?

Enfin, les aliments que nous consommons aujourd'hui sont, pour des raisons d'hygiène, de conservation et de transport, stérilisés, chauffés à haute température, ou additionnés de conservateurs. Le lait est UHT, le jus d'orange pasteurisé, l'huile chauffée et hydrogénée. Les bactéries sont éliminées, les bonnes comme les mauvaises. Or, saviez-vous que, dans une orange fraîchement pressée, la nature a prévu des enzymes particulières qui vont nous permettre non seulement de l'assimiler, mais aussi d'entretenir notre flore intestinale ?

Qui consomme aujourd'hui des fruits frais, du lait frais, des huiles vierges au quotidien ? Presque personne…

Notre intestin, qui autrefois pouvait être le barrage contre les toxines liées à la pollution, le modérateur face aux allergies éventuelles, est bien démuni. Non seulement la nourriture que nous lui administrons est truffée d'éléments toxiques, mais nous avons également gommé, éliminé de notre alimentation les armes qui lui permettaient de défendre notre organisme.

Notre alimentation fait donc chaque jour le lit d'allergies de plus en plus nombreuses…

ALORS, QUE FAIRE POUR PRÉSERVER MA SANTÉ ?

Les conseils rédigés ci-dessous ne remplacent pas, bien entendu, les soins d'un allergologue, mais ils peuvent permettre d'accompagner une guérison ou une amélioration. Ils sont en tout cas sans danger et peuvent vous permettre d'améliorer votre état général.

- Une mesure simple consiste déjà à lire la liste des ingrédients des produits que l'on achète : j'ai personnellement constaté une amélioration étonnante sur les rhinites à répétition de mon fils en supprimant de son alimentation tout aliment qui contenait des protéines de lait ajoutées (notamment dans les biscuits). Le lien entre les rhumes à répétition et les protéines de lait n'était pourtant pas évident au premier abord… Additifs, protéines de lait et gluten ajouté peuvent être assez facilement supprimés de l'alimentation lorsqu'on fait le choix d'une alimentation simple et non industrialisée. Essayez de les supprimer, cela ne coûte rien.

- Afin d'améliorer la résistance de notre organisme et le bon fonctionnement de l'intestin, il est possible d'ajouter à notre alimentation des prébiotiques et des probiotiques. Les prébiotiques sont les fibres alimentaires que nous trouvons dans les légumes verts, les fruits et les céréales complètes. Notre intestin en a besoin pour bien fonctionner. On a longtemps cru que c'était d'ailleurs suffisant pour assurer la bonne santé de l'intestin. Or celui-ci n'est pas seulement un tout-à-l'égout dans lequel circuleraient les aliments. La paroi intestinale joue un rôle de filtre absolument primordial à notre santé. L'intestin filtre les toxines de différents polluants, il serait aussi capable de modérer les réactions allergiques et les intolérances. Encore faut-il que nous lui offrions, dans notre alimentation, les probiotiques nécessaires au renouvellement de la flore intestinale. Les probiotiques sont de petites bactéries amies qui se nichent dans notre intestin et accomplissent ce rôle. On les trouve dans le lait cru, les fromages frais et fermentés, les fruits frais, les légumes crus… Ces aliments frais manquent cruellement à notre alimentation au quotidien… Afin d'y remédier, voici quelques astuces : vous pouvez placer dans un peu d'eau de la levure de boulanger et laisser cette mixture au réfrigérateur toute la nuit. Vous buvez le mélange le matin au petit-déjeuner. Il est également possible d'acheter des probiotiques en pharmacie ou dans les magasins biologiques.

- Pour aider votre organisme à lutter contre les toxines liées à notre environnement pollué, testez également une petite algue, *chlorella*, qui a la réputation d'absorber dans l'intestin l'ensemble des produits toxiques que nous ingérons : outre le fait que l'algue *chlorella* est riche en acides aminés, en acides gras insaturés et en vitamines, cette petite plante est aussi capable de capter une partie des métaux lourds que nous absorbons malgré nous (mercure, plomb…) ainsi que les pesticides que nous ingérons quotidiennement. *Chlorella* peut se prendre en gélules le matin.

Dois-je acheter du bio ?

Que faire pour manger sainement ? Consommer du bio ? Certes, les aliments bio sont en grande majorité plus sains et composés d'ingrédients simples : les compositions des emballages sont rassurantes, les fruits et légumes sont dénués de pesticides.

Mais ils présentent deux inconvénients majeurs :
1. Ils sont chers et, si vous avez une famille de 4 personnes à nourrir, que vous envisagez de tout acheter bio et par-dessus le marché que vous habitez une grande ville, vous allez vite renoncer à vos bonnes résolutions lorsque votre porte-monnaie criera au secours...
2. Ils ne sont pas toujours produits en France, car cette dernière possède malheureusement peu de surfaces agricoles bio. Or, acheter des produits importés, ce n'est pas non plus une solution car la dépense énergétique qu'il a fallu produire pour apporter ces aliments jusqu'à votre réfrigérateur fait que vous achetez un produit, peut-être bio, mais en aucun cas écolo.

En changeant certaines de nos habitudes bien ancrées depuis quelques décennies, il est possible de consommer des aliments plus sains sans forcément changer de crèmerie...
– Dans votre supermarché, n'achetez que des produits frais de saison. Pour connaître lesquels acheter, c'est simple, regardez les « origines » des produits. Les tomates proviennent d'Espagne ou du Maroc ? Ce n'est donc pas la saison chez nous. Ces tomates seront plus chères, chargées de pesticides et de conservateurs car elles ont dû supporter un long voyage. L'origine affichée est « la France » ? Feu vert ! Il s'agit d'un produit de saison !
– Lisez les compositions de tous les aliments. Cela prend du temps au début, mais on connaît ensuite les marques à qui on peut faire confiance. Il y a dans la composition un ingrédient avec un nom barbare ? Reposez le paquet. Et si vous êtes pressé, faites simple : s'il n'y a pas d'ingrédients étranges dans un yaourt nature, il y a beaucoup plus de risques pour que vous en trouviez dans un yaourt aux fruits. Vous aimez les yaourts aux fruits ? Achetez de la confiture et des yaourts nature ! Et tiens, surprise, vous vous apercevrez que plus vous achetez simple, moins vous payez cher...

Vous trouverez ci-dessous une liste des produits qu'il serait préférable d'acheter bio. Comme ce ne sont pas des produits frais, il vous est possible de faire un plein par mois, puis de compéter avec les produits de votre supermarché habituel, tout en lisant attentivement les étiquettes.

Bio c'est mieux pour :
– le lait, le beurre car les vaches sont nourries naturellement avec de l'herbe ;
– la farine complète, les pâtes complètes, le riz complet, le riz semi-complet car les céréales contiennent de plus en plus de pesticides et l'enveloppe du grain en absorbe beaucoup ;

– les huiles vierges (noisette, noix) ;
– le sucre intégral car il est riche en oligo-éléments ;
– les céréales du petit-déjeuner car celles des commerces traditionnels contiennent pour la plupart du sirop de glucose, des protéines de lait, et des vitamines artificiellement rajoutées ;
– les bouillons cube, les courts-bouillons, car ces produits sont plus souvent un bouquet chimique qu'un bouquet garni ;
– les épices.

Si vous le pouvez, ou si vous habitez à la campagne, achetez bio :
– les fruits et légumes de saison ;
– les yaourts et le fromage ;
– la viande.

Ma check-list anti-malbouffe

Évitez :
- les pains industriels ;
- les biscuits, plats tout prêts qui contiennent du sirop de glucose ou des graisses hydrogénées ;
- les emballages sur lesquels on vous indique que des vitamines ont été artificiellement rajoutées ;
- les compléments alimentaires qui vous coûteront très cher alors que vous pouvez très bien trouver dans une alimentation simple et équilibrée les vitamines dont vous avez besoin (sauf si votre médecin vous en a prescrits pour une raison précise).

Ce que vous pouvez faire :
- lisez les emballages et traquez les additifs. E110, sirop de glucose, graisses hydrogénées Reposez le paquet ;
- investissez dans une machine à pain et faites-le vous-même, c'est économique, rapide, et ludique ;
- fuyez les pains de supermarché et discutez avec votre boulanger. Certains en fabriquent encore à l'ancienne. N'hésitez pas à en congeler plusieurs miches pour ne pas être à court ;
- cuisinez à l'huile d'olive. Vous pouvez aussi découvrir les huiles vierges de noisette, noix… elles parfument agréablement les plats ;
- pour vos desserts, redécouvrez le sucre de canne complet ou le miel. Achetez les biscuits les plus simples, comme les petits-beurre : lisez les compositions !
Proposez des goûters économiques à vos enfants : pain + beurre frais + poudre de cacao, pain + chocolat, 2 petits-beurre fourrés à la confiture… ;
- évitez autant que vous le pouvez les plats tout prêts. Sinon, lisez les étiquettes. Les plats cuisinés tout prêts qui contiennent le moins de graisses hydrogénées, de sucres cachés, de sirops de glucose, de sel, sont le plus souvent, malheureusement, les plus chers. Si vous n'avez pas le temps, mieux vaut préparer un petit plat coquillettes-jambon et déguster un fruit en dessert. Certaines marques de surgelés proposent également des sachets de légumes bruts (comme des soupes sans aucun ajout, prêtes en 5 min). Vous pouvez ensuite les assaisonner vous-même, et éviter ainsi les préparations industrielles ;
- troquez les céréales raffinées contre des céréales complètes ou semi-complètes : riz complet, pain bis, pâtes complètes ;
- consommez des fruits et légumes frais chaque jour ;
- échangez la quantité contre la qualité. Peu, mais bon ;
- fuyez les plats compliqués. Les aliments simples tels que les yaourts nature, le beurre, la confiture, un fromage de pays, du jambon à la coupe sont meilleur marché que les plats cuisinés, les yaourts aromatisés et les saucisses dont vous ne comprenez pas la composition indiquée sur l'emballage.

Quels sont les fruits et légumes de saison ?

	Mon panier de fruits	Mon panier de légumes
Janvier-février	Pommes Poires Citrons Clémentines Noix Pamplemousses Oranges	Potirons Courges Carottes Céleris Poireaux Choux Betteraves Endives
Mars-avril	Pommes Poire Citron Clémentines Noix Pamplemousses Oranges	Épinards Radis Poireaux Carottes Choux Navets Endives
Mai-juin	Fraises Cerises Pamplemousses Framboises	Choux-fleurs Asperges Pommes de terre Courgettes Petits pois Fenouils Carottes Épinards Poireaux Navets Concombres

	Mon panier de fruits	**Mon panier de légumes**
Juillet-août	Pêches Abricots Fraises Melons Pastèques	Brocolis Concombres Artichauts Tomates Poivrons Pommes de terre Petits pois Haricots verts Radis Courgettes
Septembre-octobre	Prunes Raisins Coings Figues Pommes Mûres Noix Pastèques	Concombres Haricots verts Aubergines Choux Navets Potimarrons Tomates Pommes de terre
Novembre-décembre	Pommes Poires Châtaignes Noix Kiwis Mandarines Clémentines	Choux Potirons, salsifis Fenouils Panais Carottes Poireaux Fèves et légumes secs

Savoir reconnaître un additif

- Les colorants E100 à E199. Vous en trouverez de grandes quantités dans les bonbons, les sirops… Ils sont inutiles.
- Les conservateurs E200 à E299. Ils sont importants pour éviter la prolifération des bactéries dans un produit.
- Les antioxydants E300 : ils empêchent qu'un produit ne s'oxyde à l'air (comme la compote).
- Les agents de texture E400 ou émulsifiants, épaississants. Ils permettent une préparation homogène et onctueuse, mais de façon artificielle. Par exemple, une mayonnaise du commerce peut ainsi rester très ferme pendant plusieurs semaines. Les épaississants sont également ajoutés à la place de la crème, des œufs, ou d'autres matières premières beaucoup plus chères.
- Les exhausteurs de goût E600 : ils permettent de donner de la saveur à ce qui n'en avait pas au départ (une charcuterie de mauvaise qualité, une soupe toute prête…).

Quels sont les additifs les plus néfastes à notre santé ?

La liste des additifs est très longue. Mais certains, parmi les plus courants, font l'objet d'études spécifiques car ils sont fortement soupçonnés d'être nuisibles à notre santé ou cancérigènes. Voici quelques exemples :
- E124 : très utilisé dans les bonbons. On le trouve aussi dans le ketchup, potentiellement cancérigène.
- E128 : vous le trouverez dans certains steaks hachés et saucisses, soupçonné d'être cancérigène.
- E131 : très courant, interdit en Australie, il serait cancérigène.
- E214 à E233 : conservateurs à éviter, la plupart sont dérivés du paraben.
- E230 : ce produit sert à traiter les agrumes. Il est interdit en Australie.
- E320 : arôme alimentaire nocif pour le fœtus ; interdit au Japon.
- E471 à E474 : ce sont des agents d'enrobage, des émulsifiants dérivés d'acides gras. Ils empêcheraient, entre autres, une bonne assimilation des bonnes graisses (oméga).
- E620 : la famille des glutamates. Ce sont des exhausteurs de goûts qui peuvent provoquer des maux de tête, des vertiges. Ils sont potentiellement toxiques pour le cerveau. Le glutamate est présent dans de très nombreuses préparations industrielles.
- E950 acesulfame k, E951, aspartame : il est présent partout, même dans les médicaments, et de nombreux scientifiques dénoncent sa toxicité, notamment sur la femme enceinte.
- E 1520 : propylène de glycol. Il s'agit d'un antigel utilisé dans les margarines et le beurre. Cette substance a été interdite dans les aliments pour chiens et chats car elle les rendait malades. Mais nous autres, humains, nous en consommons…

Récemment, Bruxelles a interdit l'usage du E128 car son effet nocif sur le côlon a été démontré. Testé sur des rats, celui-ci augmente en effet le nombre de cancers. Il reste encore quelque 350 conservateurs à tester… Donc, dans le doute, le principe de précaution semble bel et bien s'imposer.

Si vous souhaitez partir faire vos courses avec une petite liste (non exhaustive) des E les plus courants à éviter, voici les principaux :

E 124	E 541
E 210	E 544
E 211-E 213	E 553
E 214-E 219, E 230	E 554
E 231	E 620-E 625
E 232	E 636
E 234	E 637
E 235	E 640
E 239	E 900
E 242	E 905
E 310-E 321	E 912
E 385	E 914
E 421	E 927
E 432-E 436	E 951
E 441	E 952
E 460	E 954
E 473	E 955
E 479b	E 999
E 491	E 1201-E 1202
E 520-E 523	E 1520

Pour en savoir plus :
– Corinne Gouget, *Additifs alimentaires*, éditions Chariot d'Or, 2007, 71 pages.
– Dr Hans-Ulrich Grimm, *Le mensonge alimentaire*, Guy Trédaniel éditeur, 2006, 260 pages.

Décoder les étiquettes au supermarché

Pour que la composition inscrite sur l'emballage ne soit plus une mystérieuse suite de mots indéchiffrables, voici quelques clés :

– **ordre des ingrédients :** la loi exige que les ingrédients soient indiqués dans l'ordre des quantités. Ainsi, la mention « sucre, farine » est complètement différente de « farine, sucre ». Dans le premier cas, le produit est beaucoup plus sucré, dans le second, il contient plus de farine que de sucre ;

– **E407, E224 :** il s'agit d'additifs alimentaires (pour la grande majorité chimiques) qui permettent de conserver l'aliment plus longtemps ou de lui donner plus de goût, en économisant ainsi une matière première trop chère (voir fiche « Savoir reconnaître un additif » page précédente) ;

– **glutamate ou E 621 :** il s'agit d'un exhausteur de goût artificiel qui permet au fabricant de diminuer les quantités de « vrai » produit : par exemple, dans certains bouillons cube, vous découvrirez en lisant la liste des ingrédients, que la graisse de poule, pourtant dessinée en gros sur l'emballage, représente seulement 1 % de la composition totale. Le glutamate a pris le relais.

Cette substance est soupçonnée être cancérigène. Elle peut provoquer des maux de tête et des vertiges (c'est le fameux syndrome du restaurant chinois) ;

– **huiles ou graisses hydrogénées :** elles sont additionnées d'hydrogène afin qu'elles se conservent mieux et se diluent parfaitement dans le produit. On en trouve notamment dans les biscuits, les viennoiseries industrielles et les pains de mie. Soupçonnées cancérigènes, elles sont en passe d'être interdites aux États-Unis. Ces huiles, riches en mauvaises graisses, participent à notre surpoids et contribuent à l'augmentation du mauvais cholestérol dans notre sang ;

– **lécithine de soja, amidon de maïs :** ces substances peuvent être d'origine OGM. Le fabricant n'est pas tenu de le préciser si moins de 0,99 % des ingrédients ne sont pas d'origine OGM ;

– **sirop de glucose :** c'est un sucre directement assimilable par notre organisme. Il passe très rapidement dans le sang et provoque une sensation de faim seulement quelques instants après avoir mangé. Le corps en réclame alors à nouveau. On en trouve dans la plupart des barres chocolatées, les sodas, les barres de régime, les soupes et les sauces toutes prêtes ;

– **sucre inverti :** il s'agit d'un sucre raffiné chimiquement par hydrolyse, afin que la proportion de saccharose soit plus importante ;

– **le gluten :** c'est une protéine naturellement présente dans la farine de blé, et donc dans le pain. Elle n'est pas nocive en soi, mais les industriels rajoutent et surajoutent du gluten dans leurs préparations pour donner du moelleux à leurs pains et brioches. L'équilibre naturel de l'aliment est donc rompu, et de plus en plus de personnes souffrent d'intolérance au gluten ;

– **les protéines de lait :** comme pour le gluten, les protéines de lait ne sont pas en elles-mêmes nocives, car elles sont naturellement présentes dans le lait de vache et dans une quantité prévue par la nature pour nourrir le petit veau. Mais nous ne sommes pas des petits veaux, nous sommes des mammifères beaucoup plus petits ! Et notre organisme n'a pas été conçu pour assimiler des protéines de lait concentrées, présentes dans de très nombreuses préparations industrielles, tels que les biscuits ou les plats tout prêts.

2

DANS MA MAISON

Répondez par « oui » ou par « non » aux affirmations suivantes :

1. Chez moi, mon mobilier est composé de meubles neufs « à monter soi-même ».   Oui ❑   Non ❑

2. J'ai fait poser récemment des fenêtres en PVC.   Oui ❑   Non ❑

3. Je n'aère pas régulièrement car j'habite sur une rue passante.   Oui ❑   Non ❑

4. Les sols sont principalement composés de moquettes et de parquets stratifiés.   Oui ❑   Non ❑

5. J'entrepose des peintures et des vernis dans un placard parce que je bricole beaucoup.   Oui ❑   Non ❑

6. J'ai toujours de l'eau de Javel à portée de main, pour tout nettoyer dans la maison.   Oui ❑   Non ❑

7. J'habite une maison, et ma chambre à coucher est située au-dessus du garage.   Oui ❑   Non ❑

8. Il y a au moins 4 écrans dans mon appartement (ordinateur, téléviseur, consoles…).   Oui ❑   Non ❑

9. La chambre à coucher, c'est aussi mon bureau.   Oui ❑   Non ❑

10. Je ne possède pas de ligne fixe : mon portable me suffit.   Oui ❑   Non ❑

11. Pour éviter les fils électriques, toute la maison est en wifi.   Oui ❑   Non ❑

38

Vous avez répondu « oui » à plus de 5 questions :

Un petit ménage de printemps s'impose dans votre nid douillet. Bien sûr, vous n'allez pas changer l'intégralité de la déco de votre appartement, mais vous pouvez simplement :
- aérer 10 min chaque jour ;
- éliminer certains branchements grâce à des prises munies d'un interrupteur ;
- éteindre votre téléphone portable ;
- vous débarrasser des produits dangereux et enfermer de façon hermétique ceux que vous souhaitez conserver.

Vous avez répondu « oui » à moins de 5 questions :

Bravo ! Votre appartement est un lieu de repos où il fait bon vivre !

MON APPARTEMENT EST-IL CONSTRUIT SUR UN SITE POLLUÉ ?

En France, les friches industrielles sont nombreuses. Les anciennes usines désaffectées sont la plupart du temps situées autour des grandes agglomérations. Ce sont des emplacements de choix pour les promoteurs, c'est pourquoi on voit fleurir des quartiers neufs et élégants à la place des sites industriels d'autrefois.

Mais dans les années 1990, quelques scandales ont éclaté car, sur certains sites, aucune dépollution préalable à la construction d'immeubles, de crèches, ou d'écoles n'avait été effectuée. C'est ainsi que les enfants d'une école maternelle à Vincennes sont tombés malades. Le quartier neuf avait été construit sur d'anciennes usines Kodak®, lesquelles utilisaient des produits extrêmement toxiques qui ont contaminé les sols.

Depuis, les choses ont un peu évolué : faute de pouvoir dépolluer tous les sites, l'ancien propriétaire est cependant tenu d'effectuer une mise en sécurité pour que la pollution ne puisse pas se propager dans les lieux d'habitation, et certains permis de construire ne sont pas acceptés aux endroits les plus contaminés : très souvent, on voit alors fleurir un parc à la place d'un immeuble.

ALORS, QUE FAIRE POUR PRÉSERVER MA SANTÉ ?

À cause des différents scandales sanitaires liés à ces nouvelles constructions (à Vincennes, plusieurs enfants ont été touchés par des cancers), les sites ont été référencés et il est maintenant possible de se renseigner avant d'acheter. Plus de 300 000 sites pollués ont été mis en évidence en France. Il est possible de consulter cet inventaire sur le site *http://basias.brgm.fr/*. Vous pouvez également exiger du propriétaire qu'il fournisse, en plus des documents obligatoires concernant les termites, le plomb et l'amiante, ceux liés aux risques naturels, ainsi qu'une analyse des sols.

JE M'INSTALLE : MEUBLES, PEINTURES… ATTENTION DANGER !

L'air que nous respirons dans nos maisons toutes belles et toutes neuves est nettement plus pollué que l'air extérieur, même lorsque nous habitons en ville, avec les fenêtres qui donnent sur un boulevard passant. Depuis quelques décennies, nous avons accumulé dans nos habitations de nouveaux polluants qui n'existaient pas autrefois.

Les nouveaux matériaux de construction sont potentiellement toxiques…

- Le PVC de nos fenêtres, la laine de verre, les colles employées pour fixer les moquettes et les tapisseries peuvent être nocifs.
- Les tissus sont également traités contre le feu et les moisissures avec des produits chimiques. Il se dégage de ces nouvelles matières ce qu'on appelle des COV (composés organiques volatiles). Ces composés sont toxiques, et favorisent l'apparition de maladies respiratoires telles que des allergies diverses, de l'asthme, des maux de tête… Ils sont également soupçonnés à long terme d'être cancérigènes.

Nos meubles ne sont plus en bois…

Triste constat, le bois est rare. L'aggloméré, les panneaux de particules collés, les parquets stratifiés ont chassé de nos maisons les bonnes vieilles armoires et planchers de nos grand-mères. Notre porte-monnaie s'en est trouvé allégé car ces matériaux sont nettement moins chers que le bois massif, mais notre santé accuse le coup : les colles utilisées pour fabriquer ces « faux bois » dégagent un produit toxique qui s'appelle le formaldéhyde. Nos habitations en sont envahies. Et nos maisons sont aujourd'hui si bien isolées que l'air a bien du mal à se renouveler.

Nous utilisons des produits chimiques tous les jours chez nous

Qui n'a jamais stocké, dans sa cave ou sous l'évier de la cuisine, des produits pêle-mêle : bombe pour repousser les cafards, vernis pour repeindre un meuble, chlore, vieux pots de peinture… Vous sentez d'ailleurs une légère odeur de droguerie se dégager de ce mélange car bien sûr la plupart des bidons rangés ont déjà été utilisés, et il se diffuse doucement dans votre maison un mélange chimique d'insecticides, de formaldéhyde, et autres substances toxiques.

Les mélanges découverts dans l'atmosphère des habitations sont si détonants, que dans certains pays les autorités sanitaires ont lancé un cri d'alarme. En Belgique par exemple, ont été créées des ambulances vertes qui se rendent au domicile des particuliers pour effectuer des diagnostics précis.
L'effet cocktail de l'ensemble de ces substances est évidemment très impératif sur le long terme, et nous passons malheureusement la majeure partie de notre temps dans des lieux clos. Pour préserver notre santé, il est donc important de modifier nos habitudes.

ALORS, QUE FAIRE POUR PRÉSERVER MA SANTÉ ?

Quelques gestes simples et peu coûteux peuvent améliorer considérablement la qualité de l'air dans votre maison :

- Débarrassez-vous des produits toxiques que vous stockez, ne conservez que le strict minimum.
- Si vous devez repeindre une pièce, utilisez de la peinture à l'eau.
- Préférez les sols solides et durables : carrelages, grès, planchers, linoleum naturel. Ils sont plus coûteux, mais beaucoup plus solides.
- Essayez d'acheter des meubles en bois massif. Si vous n'en avez pas les moyens financiers, achetez d'occasion ! Un meuble en aggloméré ancien dégage moins de substances toxiques qu'un produit neuf.
- Si vous achetez un meuble en panneaux de particules, laissez-le quelques semaines dans une pièce bien aérée, tout particulièrement s'il s'agit de la table à langer du futur bébé.
- Si vous faites installer une nouvelle cuisine, exigez du fabricant que l'ensemble des arêtes des meubles soit bien recouvert et non apparent. Vous pouvez aussi les recouvrir vous-même d'un vernis écologique. Vous éviterez ainsi que les COV se propagent dans votre appartement.
- Aérez chaque jour votre maison au minimum pendant 10 minutes, et vérifiez que les systèmes de ventilation fonctionnent parfaitement.
- Évitez les bougies parfumées, et les bombes aérosol désodorisantes. La meilleure façon de désodoriser, c'est d'aérer. Pour créer un parfum d'ambiance, vous pouvez déposer quelques gouttes d'huile essentielle (de cèdre par exemple) sur des feuilles de thé vert.

ASSAINIR L'AIR INTÉRIEUR

Les sources de pollution de l'air intérieur sont multiples. Aux émanations de produits toxiques viennent s'ajouter celles déjà existantes, et le phénomène est amplifié car nos maisons sont aujourd'hui extrêmement bien isolées :

- **Pollution au monoxyde de carbone.** Si vous possédez une chaudière au gaz ou si vous cuisinez au gaz, les émanations de monoxyde de carbone sont possibles. Ce gaz est totalement inodore, il se peut que vous ne vous en aperceviez pas. Il se peut également que vous souffriez de maux de tête fréquents, de nausées, ou de fatigue chronique. Faites vérifier votre installation par un spécialiste : non seulement la chaudière doit être en parfait état de fonctionnement, mais ce doit être également le cas des aérations : deux aérations, une basse et une haute (une vers le sol, et une vers le plafond) doivent impérativement être présentes dans la pièce où l'appareil est installé. Il en est de même pour une cuisinière à gaz. Si vous êtes locataire, vérifiez que ces aérations n'ont pas été obstruées par le locataire précédent. L'ensemble de votre installation doit être révisée une fois par an. N'oubliez pas le ramonage des conduits ! *Attention* : si vous utilisez un chauffage d'appoint dans l'une des pièces de votre maison, les consignes sont les mêmes : veillez à aérer très régulièrement, et vérifiez que l'appareil dispose de systèmes d'aérations suffisants dans la pièce où vous l'avez installé.
- **Pollution par le bricolage.** Lorsque vous bricolez, et que vous utilisez des produits toxiques, passez un pull et travaillez la fenêtre ouverte. Éliminez les poussières générées par les travaux en passant tout d'abord une serpillière humide pour éviter de répandre la source de pollution, puis passez l'aspirateur.
- **Humidité.** Si votre habitation est humide, il faut en rechercher la cause, car les moisissures qui se déposent sur les murs peuvent être une source d'allergie. Les causes peuvent être les suivantes : fuites, problèmes de toiture ou d'étanchéité des fenêtres. Si aucune fuite n'est trouvée, et que la peinture de vos murs a tendance à se détacher superficiellement (en étoiles), il se peut que votre appartement ne soit pas suffisamment ventilé. Les salles d'eau et la cuisine sont-elles équipées d'un système d'aération ? Si ce n'est pas le cas, il est possible d'en faire installer un. En attendant, veillez à aérer la pièce à chaque fois que vous prenez une douche

ou que vous utilisez vos plaques de cuisson. Posez un couvercle sur vos casseroles de façon à ce que l'humidité ne se répande pas trop. Pensez également à ouvrir la porte de la pièce concernée de façon à créer un léger courant d'air. Entreposez votre linge à sécher dans une pièce ventilée. *Attention :* si vous souhaitez réaliser des travaux d'isolation, et en particulier sur les fenêtres, pensez à prévoir un système d'aération dans chaque pièce car les fenêtres nouvelle génération sont extrêmement hermétiques, elles retiennent la chaleur, mais aussi l'humidité !

• **Allergènes.** Poils de chats, acariens... les sources de pollution « naturelles » peuvent être nombreuses. Évitez absolument les produits « miracles » antiacariens : ils tueront peut-être les acariens, mais seront la conséquence de nouvelles sources de pollution chimique dans votre maison. Nettoyez très régulièrement vos couettes, draps, couvertures, tournez et tapez vos matelas, éliminez les moquettes, les tapis, et les tissus muraux, passez régulièrement la serpillière dans les pièces concernées. Faites du tri : les acariens adorent les nids à poussières, les vêtements empilés, les peluches stockées...

ALORS, QUE FAIRE POUR PRÉSERVER MA SANTÉ ?

A-É-REZ ! Rangez ! Nettoyez ! Qu'il s'agisse d'humidité ou d'acariens, pensez aux gestes simples de nos grand-mères : elles battaient les tapis, elles passaient la serpillière, elles mettaient les draps aux fenêtres avant de faire les lits. Nous avons souvent oublié ces gestes simples qui permettent d'avoir une maison saine et naturelle. Un peu de bon sens peut nous permettre d'améliorer considérablement notre cadre de vie : inutile d'utiliser une bougie parfumée si vous fumez chez vous ou de truffer la cuvette de vos toilettes de blocs désodorisants si vous ne les nettoyez pas. Alors, ménagères et ménagers, à vos balais !

ÉVITER LA POLLUTION DES ONDES

Nos maisons sont envahies d'ondes en tout genre : appareils électriques, bornes wifi, ordinateurs… chaque appareil génère un champ magnétique qui pourrait être anodin pour notre santé, mais les branchements sont aujourd'hui si nombreux qu'ils posent un réel problème. Les premiers effets sur la santé sont les troubles du sommeil et les maux de tête.

En dehors des appareils classiques (cafetière, lampe, etc.) d'autres branchements fonctionnent aujourd'hui sur des fréquences bien plus puissantes : ce sont les fours à micro-ondes, les plaques en vitrocéramique, les téléphones portables.

Des expériences sur des rats élevés dans un espace inondé de champs électromagnétiques montrent que ceux-ci finissent par tomber malades. Les pathologies constatées sont notamment une diminution des testicules et des ovaires, une élévation des taux d'hormones de stress, une modification du rythme jour/nuit.

ALORS, QUE FAIRE POUR PRÉSERVER MA SANTÉ ?

- Équipez-vous de prises munies d'un interrupteur : d'un geste, le soir, avant de vous coucher, éteignez tous les appareils électriques présents dans votre chambre à coucher.
- Préférez un petit réveil transportable à un radio-réveil.
- Vérifiez que toutes les installations électriques de votre maison sont reliées à une mise à la terre aux normes.
- Il est possible de faire installer un filtre relié à une prise de terre sur votre ordinateur : vous vous sentirez plus reposé après le travail.
- Pour regarder la télévision, ne vous installez pas trop près : l'idéal étant de se placer à une distance équivalente à 7 fois la longueur de la diagonale de votre télé.
- Ne laissez pas d'appareil en veille autour de vous.
- Éteignez votre portable lorsque vous êtes chez vous, et conservez votre bon vieux téléphone fixe.

Nettoyer ma maison sans (me) polluer

– **Contre le calcaire, sur vos robinets, dans vos toilettes et dans votre lave-linge** : utilisez du vinaigre d'alcool.

– **Pour décaper des surfaces très sales** : optez pour le bicarbonate de soude ou le savon noir. Il permet de nettoyer efficacement les carrelages.

– **Pour les vitres** : essuyez-les avec un chiffon sec avant de les nettoyer : vous utiliserez beaucoup moins de produit. Passez ensuite un papier journal roulé en boule, après avoir humidifié les vitres à l'aide d'un chiffon humide.

– **Nettoyez vos carrelages après avoir pris une douche** : la vapeur d'eau qui s'est déposée dans votre salle de bain vous permettra de faire briller très facilement les céramiques sans utiliser la moindre goutte de produit !

– **Pour vous débarrasser des taches de gras, tout particulièrement sur les fauteuils en cuir ou en tissus** : utilisez la terre de Sommières, un produit naturel très efficace.

– **Pour nettoyer votre four** : commencez par passer l'aspirateur… dans le four ! Puis utilisez du bicarbonate de soude.

– **Pour éliminer les mauvaises odeurs dans le réfrigérateur** : passez une éponge imbibée d'eau citronnée, puis déposez-y une coupelle avec du marc de café.

– **Pour blanchir votre linge** : le bicarbonate de soude est très efficace.

– **Pour désinfecter les toilettes** : pensez à l'huile essentielle de thym en remplacement de l'eau de Javel.

– **Pour désodoriser, ayez le réflexe huiles essentielles** : quelques gouttes dans une coupelle, sur des feuilles de thé, et votre maison sentira toujours bon ! Certaines d'entre elles ont en plus le pouvoir de déplaire aux insectes (cèdre, lavande, menthe, eucalyptus).

Un linge frais et propre sans nuire à ma santé

Le linge que nous portons absorbe lessives et assouplissants, et ce n'est pas anodin. Il est d'ailleurs recommandé de ne pas utiliser d'assouplissant pour la lessive des nourrissons, et ce n'est pas un hasard : ces produits laissent sur notre peau une trace de leur passage et peuvent provoquer des allergies. Ils sont en outre assez polluants.

Il existe pourtant des solutions très simples pour obtenir un linge souple et parfumé sans nuire à votre santé :

– Utilisez une lessive écologique et évitez les assouplissants.

– Pour que votre linge ne soit pas rêche : ajoutez dans le bac javel de votre lave-linge un verre de vinaigre d'alcool. Le vinaigre d'alcool permet d'éviter que le calcaire ne se dépose à l'intérieur de votre machine, mais également sur votre linge. Si votre linge est sale, mais sans taches, testez les noix de lavage : ces noix, originaires d'Amérique du Sud, sont en vente dans les magasins biologiques et permettent de laver tout en souplesse le linge le plus délicat.

– Pour parfumer votre linge : déposez dans le bac à lessive trois gouttes d'huile essentielle de lavande. Votre linge sera parfumé et votre armoire aussi : le parfum de lavande permet également de repousser les mites.

– Si vos vêtements sont très sales, n'ajoutez pas trop de lessive, c'est inutile ! Nos grand-mères le savaient bien : c'est en frottant et en battant le linge que l'on obtient les meilleurs résultats. Pour que votre machine à laver fasse ce travail harassant à votre place, équipez-vous de balles de lavage (à ne pas confondre avec les noix de lavage, qui sont des fruits...) : ces balles en caoutchouc, réutilisables à l'infini, peuvent être placées dans le tambour de la machine. Lorsque celle-ci tourne, elles battent le linge comme autrefois. Les résultats sont étonnants sur les vêtements très sales.

Bricolage : sachez déchiffrer les logos dangereux

L'Union Européenne devrait très prochainement indiquer sur les emballages des produits dangereux de nouveaux pictogrammes afin de mentionner, comme sur les paquets de cigarette, le risque cancérogène des produits.

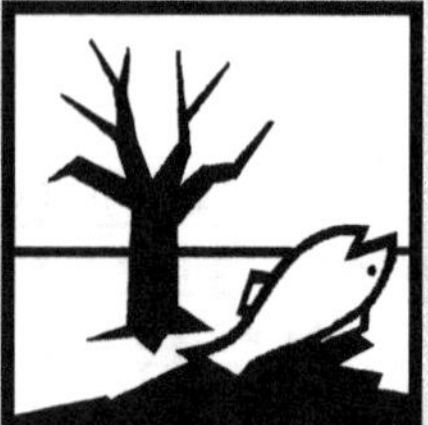

Très polluant. Ne jetez pas ce produit dans la poubelle. Dites-vous qu'une substance toxique pour l'environnement l'est aussi pour vous. Contactez votre mairie pour savoir comment vous en débarrasser.

Très toxique. Ne pas laisser à la portée des enfants, ne pas conserver de bidons ouverts dans vos placards.

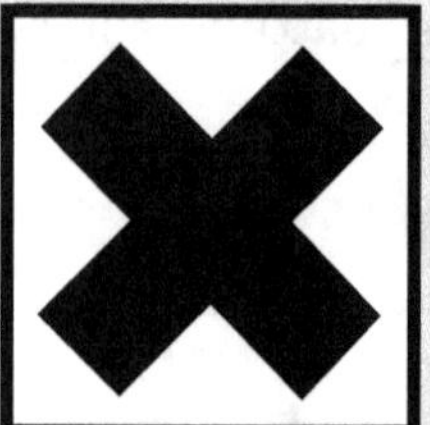

Dangereux : ne pas avaler, ne pas respirer.

Très inflammable.

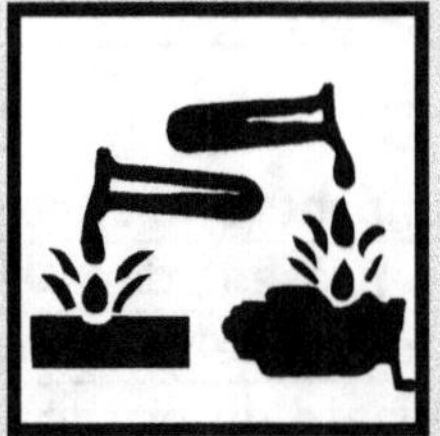

Corrosif pour la peau et les yeux.

Peut provoquer un incendie.

Décorez avec des plantes dépolluantes !

– **Vous avez repeint une pièce :** le chrysanthème et le pothos grimpant (une sorte de lierre) sont capables d'absorber une partie du trichloréthylène présent dans la plupart des peintures. Le pothos absorbe également une partie du formaldéhyde, du toluène et du monoxyde de carbone. Pour renforcer l'action purifiante du pothos, mêlez du sable à la terre du pot.

– **Vous avez installé des meubles neufs :** pensez à l'*aloe vera* et au philodendron. Formaldéhyde et pentachlorophénol se dégagent des panneaux de particules et des bois traités. L'*aloe vera* et le philodendron peuvent en absorber une partie.

– **Vous entreposez des produits ménagers :** décorez votre salle de bains ou votre cuisine avec une azalée. Cette plante a la capacité d'absorber une partie des vapeurs d'ammoniaque qui se dégagent des produits les plus corrosifs.

– **Vous avez un fumeur dans la famille :** vous pouvez reléguer un dracéna marginé dans un coin de votre salon si vous n'aimez pas les plantes vertes, car cette plante se contente de très peu de lumière. Les feuilles du dracéna absorbent une partie du monoxyde de carbone, ainsi que le formaldéhyde. Notons cependant que la meilleure façon de dépolluer reste encore de demander au fumeur d'aller s'en « griller une » dehors.

– **Vous êtes un adepte du pressing :** utilisez un dracéna marginé. Si vous rangez de nombreux vêtements provenant directement du pressing dans l'armoire de votre chambre à coucher, il s'en dégage une certaine quantité de trichloréthylène, qui est une substance cancérigène. Pensez à aérer vos vêtements sur le balcon avant de les placer dans la penderie et installez un dracéna à proximité.

– **Votre salle de bains est humide :** le lys de la paix apprécie les lieux humides. Mais cette plante peut être utile dans toutes les pièces car ses capacités d'absorption des polluants sont étonnantes.

– **Votre bureau est envahi par les ondes :** le cactus colonnaire fera l'affaire ! Vous avez un ordinateur, un téléphone portable, un téléviseur dans la même pièce, installez un cactus colonnaire près d'une fenêtre ; cette plante adore la lumière. Elle est aussi capable de créer un rempart contre les ondes néfastes.

3

DANS MA SALLE DE BAINS

Répondez par « oui » ou par « non » aux affirmations suivantes :

1. Je possède plus de 3 produits différents pour nettoyer ma salle de bains.   Oui ❑   Non ❑

2. J'utilise un anticalcaire puissant pour nettoyer les sanitaires.   Oui ❑   Non ❑

3. Dans mes toilettes, un déodorant diffuse une senteur parfumée en permanence.   Oui ❑   Non ❑

4. Dans la cuvette, je place toujours un bloc w-c pour parfumer et désinfecter.   Oui ❑   Non ❑

5. Sur le bord de ma baignoire, il y a plus de trois produits de soins.   Oui ❑   Non ❑

6. Ma trousse de toilette ne tient jamais dans ma valise lorsque je pars en voyage.   Oui ❑   Non ❑

7. Les produits cosmétiques représentent une part importante de mes dépenses.   Oui ❑   Non ❑

8. Je ne sors jamais sans fond de teint, poudre et maquillage.   Oui ❑   Non ❑

9. Je possède plusieurs crèmes de nuit et plusieurs crèmes de jour.   Oui ❑   Non ❑

10. Je ne sors jamais sans vernis à ongles.   Oui ❑   Non ❑

Vous avez répondu « oui » à plus de 5 questions :

Votre budget salle de bains doit être important ! Avez-vous vraiment besoin de tout ça ? Un litre de vinaigre d'alcool peut vous permettre de nettoyer votre salle de bains à fond pour moins d'1 euro ! Vous respirerez un air plus sain et vos courses seront allégées.
Vous adorez les cosmétiques, mais avez-vous songé que la beauté et le bien-être peuvent se construire de l'intérieur ? Ayez une alimentation équilibrée, de bonnes nuits de sommeil. Les dermatologues sont les premiers à l'affirmer : un bon démaquillage et une vie saine sont la garantie d'une jolie peau, bien plus que l'abondance de crèmes en tout genre...

Vous avez répondu « oui » à moins de 5 questions :

Votre salle de bains est un lieu zen, dans lequel on respire un air frais. Vous préférez allumer une bougie pour prendre un bain et vous relaxer plutôt que de vous enduire de laits « déstressants ». Vous savez que ce sera bien plus apaisant que toutes les mousses relaxantes du commerce. Vous savez faire rimer simplicité avec beauté.

MES CRÈMES, MON SHAMPOOING, MON GEL DOUCHE

Dans nos salles de bains, les produits se sont multipliés depuis quelques décennies : on est loin du simple savon de Marseille déposé sur le coin d'un lavabo. Nos placards regorgent aujourd'hui de produits multiples : shampooings, démêlants, crèmes pour le corps, pour le visage, contre le soleil, contre les rides…

Une première question se pose : pour notre bien-être au quotidien, avons-nous vraiment besoin de tout cela ?

Ces produits, qui nous font rêver de nature avec des parfums fleurant bon la Provence, sont-ils naturels ? La réponse est non. La plupart des cosmétiques sont composés majoritairement d'ingrédients chimiques, plus ou moins irritants, et soupçonnés d'être dangereux pour notre santé et notre environnement. Sachez que 400 millions de tonnes de produits chimiques sont produites chaque année et 1 000 nouvelles substances voient le jour[13] : avons-nous réellement besoin de polluer autant pour vivre bien ? En lisant les compositions, vous trouverez par exemple :

- des huiles minérales, comme le *paraffinum liquidum*, issues du pétrole. L'OMS a lancé un message d'alerte sur les produits en contenant, car des résultats d'études inquiétants montrent des effets nocifs sur le foie et le cœur ;
- du Laureth sulfate de sodium : il compose la base de presque tous les savons liquides et shampooings. Il est particulièrement agressif pour les muqueuses et très polluant ;
- des monoéthanolamine diéthanolamine et triéthanolamine (MEA, DEA et TEA) : ils seraient potentiellement cancérigènes ;
- des sels d'aluminium : on les trouve dans les déodorants, ils sont soupçonnés d'être cancérigènes ;
- du titane : présent dans les crèmes solaires, cette substance perturberait notre système hormonal ;

13. Dossier « Chemical world » publié en mai 2004 dans *The Guardian*.

"

- des parabens : ce sont des conservateurs présents dans une large gamme de produits cosmétiques, pour bébé et pour adultes. Leur toxicité est aujourd'hui reconnue, même si les fabricants se défendent, en avançant l'idée qu'à faible dose il n'y aurait pas de problème. Mais multiplions cette faible dose par le nombre de produits que nous utilisons chaque jour ; les conséquences sur notre santé sont-elles les mêmes ? Les fabricants se frottent les mains, notre consommation de cosmétiques, sous l'impact de la publicité, a largement augmenté au cours des dernières décennies : nos trousses de toilette comportent de très nombreux tubes, et la chambre de bébé est remplie de produits en tout genre. Or la peau de bébé est 5 fois plus perméable que celle d'un adulte, et nous recouvrons souvent intégralement leur petit corps de crèmes et de laits. Les parabens qui sont contenus dans un très grand nombre de produits sont pour les bébés de puissants perturbateurs endocriniens. Ils y sont exposés dès leur plus jeune âge. La hausse importante des cas d'eczéma chez les jeunes enfants semble aller de paire avec l'utilisation généralisée de tels produits[14].

ALORS, QUE FAIRE POUR PRÉSERVER MA SANTÉ ?

- Lisez les étiquettes et ne vous arrêtez pas aux allégations du fabricant : « produit naturel », « 100 % extraits naturels » écrits en gros sur l'emballage ne signifient rien du tout. En matière de cosmétique, les allégations sont libres. Seule la composition, écrite en tout petit, peut vous informer réellement sur la constitution du produit.
- Ne vous fiez à aucune enseigne : la législation étant pour l'instant très souple en matière de cosmétiques, vous risquez d'avoir des surprises.
- Pour vous comme pour vos enfants, faites simple. Il existe des savons vendus en quantité familiale (certains en pharmacie, au rayon toilette intime, d'autres en magasin bio), qui ont une composition tout à fait correcte et peuvent vous éviter d'inonder votre maison de produits en tous genres : vous pouvez les utiliser dans la cuisine afin de laver les mains de toute la famille, pour la toilette des enfants, etc.
- Vous adorez les produits de soins, et vous allez avoir du mal à vous contenter d'un seul savon… Pour vous convaincre, lisez la composition de votre gel douche, puis de votre shampooing. Vous risquez d'être surpris. Il n'y a souvent pas de différence.

---

14. Voir la publication du Dr Michael Cork, dermatologiste, directeur de recherche à l'université de Sheffield, et cité dans la revue *The Observer*, le 12 mai 2002 par le journaliste Robon McKie.

- Pour la toilette de bébé, oubliez les lingettes, la plupart contiennent des parabens : une petite bouteille d'eau et un peu de coton feront l'affaire. Vive les économies !
- Évitez les déodorants contenant des sels d'aluminium.
- Limitez l'usage des crèmes solaires : l'ombre et le tee-shirt sont les meilleurs pare-soleil. Une équipe de chercheurs suisse a retrouvé la présence de produits solaires dans le lait maternel, preuve que ces cosmétiques sont réellement absorbés par la peau.
- Soyez particulièrement vigilants avec les cosmétiques qui restent et pénètrent sur votre peau : mieux vaut un peu d'huile d'amande douce ou d'huile de rose musquée pour un massage du corps, qu'une crème parfumée aux produits chimiques.

MON MAQUILLAGE

Les cocktails classiques cités plus haut (parabens, etc.) sont également présents dans le maquillage. Ainsi, vous trouverez :
- du propylène de glycol dans le fard à joue. Cette substance chimique est également utilisée comme antigel… ;
- de l'arsenic dans certaines ombres à paupière. Même à faible dose, l'arsenic pourrait être un perturbateur hormonal ;
- du dioxyde de titane dans certaines poudres. Ce produit est potentiellement cancérigène ;
- les rouges à lèvres contiennent généralement du propylène glycol, du paraoxybenzoate de butyle et de nombreux conservateurs. Vous les absorbez d'autant plus facilement qu'ils sont en contact direct avec votre bouche ;
- les vernis à ongles contiennent de nombreux produits toxiques que vos ongles, poreux, laissent pénétrer dans votre organisme : les formaldéhydes utilisés comme durcisseurs sont actuellement interdits au Japon et en Suède. Quant au toluène, servant à la fabrication des vernis, il est recommandé de ne pas en respirer car il serait néfaste pour le cœur et les reins.

ALORS, QUE FAIRE POUR PRÉSERVER MA SANTÉ ?
- Mesdames, les magazines féminins le recommandent pour que vous soyez plus belles : n'ayez pas la main trop lourde sur le maquillage. Trop surchargé, votre visage perd de son naturel, dans tous les sens du terme.

- Démaquillez-vous consciencieusement chaque soir.
- Certaines marques, aujourd'hui conscientes du problème, s'engagent à plus de clarté : il existe désormais des produits de maquillage sur lesquels vous pourrez lire la composition.
- Même si certaines poudres ou crayons ne sont pas encore très au point, il existe aujourd'hui un grand choix de produits bio qui ont l'avantage de ne pas être très coûteux.
- Une bonne nuit de sommeil, une alimentation équilibrée et une promenade au grand air sont souvent beaucoup plus efficaces que le fard à joue !

Décoder les étiquettes des cosmétiques

Ne vous fiez pas aux allégations du fabricant du type « extraits 100 % naturels ». Les extraits sont peut-être naturels, mais pas le reste…
Lisez attentivement les compositions !

• **Les parabens, paraoxybenzoates, méthyl parabens :** ce sont des conservateurs, soupçonnés d'être cancérigènes et perturbateurs endocriniens. Ils sont fabriqués à partir d'acide benzoïque et souvent dilués dans un solvant, le phénoxyétanol également conservateur.
Dans la liste des conservateurs les plus courants, vous trouverez également le benzyl paraben, le calcium paraben, l'hexamidine paraben, l'isodecylparaben et le phenoxyethylparaben.

• **Le formaldéhyde :** c'est un conservateur très allergène. On le trouve en particulier dans les vernis à ongle. Il est aujourd'hui peu à peu remplacé, car montré du doigt pour sa toxicité. Vous le trouverez également sous les noms : formol, formaline, aldéhyde formique, paraform, méthanal, méthyl aldéhyde, oxyde de méthylène, oxyméthylène, oxométhane.

• **Le Laureth sulfate de sodium :** c'est ce qu'on appelle un composé « éthoxylé ». Sa fabrication est extrêmement polluante et cancérigène. Le sodium laureth sulfate est présent dans la quasi-totalité des shampooings et savons, et il n'est pas biodégradable. Le sodium laureth sulfate est agressif pour la peau. Tous les dérivés éthoxylés se terminent par « eth » ou « oxynol » dans les compositions (Arachideth, Beheneth, Buteth, Ceteareth, Laneth, Laureth, Myreth, Oleth, Pareth, butoxynol, octoxynol, nonoxynol) ou commencent par « hydroxyethyl » tel que Hydroxyethylcellulose. Dans la même famille, vous trouverez aussi les PEG (Polyéthylène glycol) et les PPG (Polypropylène glycol).

• **CI 26080 :** les deux lettres suivies de chiffres désignent des colorants.

Voici deux étiquettes de produits courants, les marques utilisent très largement les mêmes ingrédients :

• **Un shampooing**
Aqua/*sodium laureth sulfate*, disodium cocoamphodiacetate, sodium chloride, glycol distearate, glycerin, hexylene glycol, cocamide MEA, carbomer, *methylparaben*, sodium methylparaben, DMDM hydantoin, prunus dulcis, xanthan gum, polyquartermium 10, parfum, *CI8586/1*.

• Une crème hydratante

Aqua, petrolatum, paraffinum liquidum, glycerin, stearic acid, glycol stearate, triethanol-amine, glyceryl stearate, cera microcristallina, cetyl alcohol, stearamide AMP, magnesium aluminium silicate, carbomer, disodium EDTA, parfum, phenoxyetha*nol, methylparaben, propylparaben*, pentaerythrityl, tatra-di-t-butyl hydroxyhydrocinnamate, dilauryl thio-dipropionate, alpha isomethyl ionone, butyl*phenyl* methylpropional, citronellol, hety cinnamal, hydroxyisohexyl 3, cyclohexene, limonene, linalool, *CI 77891*.

4

DANS MON SAC À MAIN

TEST : MON SAC À MAIN NUIT-IL À MA SANTÉ ?

Répondez par « oui » ou par « non » aux affirmations qui suivent :

1. Je change de portable gratuitement, dès que j'ai « assez de points » sur mon abonnement. Oui ❑ Non ❑

2. Mon portable est toujours allumé. Oui ❑ Non ❑

3. Je transporte dans mon sac au moins un appareil qui fonctionne avec des piles ou un chargeur (appareil photo, montre, organiser). Oui ❑ Non ❑

4. Je passe en moyenne 1 heure par jour au téléphone. Oui ❑ Non ❑

5. J'utilise un kit main libre. Oui ❑ Non ❑

6. Je possède une *Game Boy* ou une *DS* et je fais des jeux en réseau. Oui ❑ Non ❑

7. J'utilise un système *bluetooth* pour éviter de coller mon portable à mon oreille. Oui ❑ Non ❑

8. Je dors avec mon sac à proximité de mon lit et je laisse le téléphone allumé. Oui ❑ Non ❑

9. Je possède un mini-ordinateur qui s'emporte partout et qui peut se connecter en wifi où que je sois. Oui ❑ Non ❑

10. Je n'ai plus de ligne fixe à la maison, mon portable me suffit. Oui ❑ Non ❑

Vous avez répondu « oui » à plus de 5 questions :

Votre sac contient beaucoup d'ondes. Ces ondes, vous les transportez toute la journée sur vous et contre vous. Lisez ce qui suit pour savoir comment réduire les risques : votre santé est en jeu. L'usage des appareils à piles est également dangereux pour votre santé, de façon plus indirecte, mais tout aussi nocif.

Vous avez répondu « oui » à moins de 5 questions :

Dans votre sac, on trouve sans doute un carnet, un crayon à papier. Vous transportez votre maison sur le dos, mais vous n'aimez pas être dérangé sans arrêt par les nouvelles technologies. Pour conserver ces bons réflexes, lisez cependant ce qui suit, afin de protéger également vos proches contre les ondes qui se répandent dans notre environnement.

MON TÉLÉPHONE PORTABLE

LES ONDES DES PORTABLES SONT NÉFASTES À VOTRE SANTÉ

Les fabricants et distributeurs de téléphonie mobile tentent d'apaiser les esprits, mais les langues se délient peu à peu. Un rapport publié en août 2007[15] a réuni 14 scientifiques indépendants : ceux-ci ont centralisé plus de 1 500 études réalisées un peu partout dans le monde. Ce rapport est inquiétant : cancers, troubles du sommeil, lésions au cerveau… les conséquences d'un usage intensif de ces appareils pourraient être assez graves.

Ce même rapport souligne l'impact important sur le cerveau des enfants qui est plus fragile. Il faut aussi souligner que ceux-ci sont soumis à ce type d'ondes depuis leur plus jeune âge. Et dans les pays occidentaux, une très grande majorité des adolescents de 12-13 ans possèdent déjà leur propre téléphone portable.

Pourtant, il serait possible de limiter l'impact de ces ondes en multipliant les émetteurs. Les antennes émettrices sont aujourd'hui trop peu nombreuses et, pour cette raison, extrêmement puissantes. Mais la multiplication d'antennes à plus faible portée coûterait fort cher aux opérateurs… qui se font donc tirer l'oreille. Il ne faut donc pas attendre que les autorités prennent les mesures qui s'imposent immédiatement. À nous de nous protéger tant bien que mal.

> **ⓘ Comment savoir où sont installées les antennes relais ?**
>
> Si vous devez acheter un appartement, n'hésitez pas à vérifier la présence éventuelle d'une antenne dans les alentours : d'une part, pour votre santé, mais aussi pour votre porte-monnaie, car certains biens peuvent se trouver dévalués à cause de la proximité d'un émetteur.
> À Paris, contactez la mairie de votre arrondissement.
> Pour le reste de la France, connectez-vous sur *cartoradio.fr*.

15. Le rapport *Bioinitiative*.

ALORS, QUE FAIRE POUR PRÉSERVER MA SANTÉ ?

- Réinvestissez dans une bonne vieille ligne fixe afin de limiter l'usage de votre portable.
- Utilisez votre portable uniquement pour des conversations très courtes : d'après les scientifiques, 6 minutes toutes les 2 heures n'auraient aucun impact sur notre santé.
- Laissez le répondeur de votre portable répondre à votre place et rappelez vos correspondants depuis un fixe.
- Vous pouvez aussi brancher le haut-parleur pour répondre afin de ne pas coller votre appareil sur l'oreille.
- Même s'ils insistent, n'achetez pas de portable à vos enfants ou bloquez l'accès de leur forfait de façon à ce qu'ils puissent seulement envoyer ou recevoir des SMS.
- Ne téléphonez jamais en voiture ou dans un train, tout d'abord parce que les Codes de la route et de bonne conduite ne le recommandent pas, mais aussi parce que les ondes d'un téléphone sont plus fortes lorsque celui-ci doit s'adapter au déplacement du véhicule.
- Les rayonnements sont très importants dans un véhicule car vous êtes enfermé dans une cage de métal. Évitez de téléphoner lorsque vos enfants sont à bord, ils sont plus sensibles que vous aux ondes.
- Si la ligne est mauvaise, si votre téléphone capte mal, votre appareil émettra beaucoup plus d'ondes pour chercher à se connecter. Évitez de porter l'appareil à votre oreille : envoyez un SMS.

> **ⓘ Quel portable acheter ?**
> Aucun portable ne vous protège aujourd'hui des ondes. Mais plus le code DAS de votre téléphone est bas, moins celui-ci en émet. Avant de choisir un modèle, vérifiez systématiquement le code DAS ou SAR : il doit être inférieur à 0,5.

- Évitez le système *bluetooth* : il s'agit d'une sorte de second téléphone sans fil, collé en permanence à votre cerveau.
- Éteignez votre portable la nuit ou ne le laissez pas dans votre chambre à coucher, vous éviterez ainsi les insomnies.
- L'efficacité des pastilles destinées à arrêter les ondes et que l'on trouve dans les magasins bio n'est pas prouvée.

MON CHARGEUR, MON BALADEUR

Vous disposez d'un chargeur pour la batterie de votre téléphone, ou de piles pour votre baladeur, votre radio, votre réveil. Dès que votre opérateur vous le propose, vous changez gratuitement de portable. Les piles et les petits appareils électroniques ont envahi notre univers et sont devenus un produit de consommation courante. Pourtant, quoiqu'inoffensives à l'usage, ces petites batteries sont extrêmement toxiques pour l'environnement et, indirectement, pour votre santé : elles contiennent des métaux lourds tel que le mercure, qui se retrouvent dans l'eau de nos rivières, dans les poissons que nous consommons...

Le recyclage de ces métaux est extrêmement délicat, d'autant que les personnes qui rapportent leur téléphone au magasin ou qui ne jettent pas les piles dans le bac général de la poubelle sont encore trop rares.

Savez-vous combien de téléphones portables sont jetés chaque jour aux États-Unis ? 426 000... Pour admirer les photos-chocs de Chris Jordan à ce propos, rendez-vous sur *chrisjordan.com*. Savez-vous combien de tonnes de piles sont consommées en France tous les ans ? 27 000...

La pollution par le mercure et les métaux lourds est une pollution immense, mais difficile à cerner pour le consommateur, car elle n'est pas directe... ce ne sont pas deux petites piles jetées à la poubelle qui vont changer la qualité de l'eau que nous buvons... malheureusement, nous sommes des millions à accomplir quotidiennement ces gestes qui paraissent anodins. Si les métaux sont abandonnés en décharge, ils polluent peu à peu les nappes phréatiques ; s'ils sont incinérés, nous en respirons une partie dans les vapeurs dégagées par l'incinérateur ; etc.

Nous achetons également de plus en plus de produits jetables, utilisables une fois, et qui contiennent des piles boutons : rasoirs, tests de grossesse vendus en pharmacie, téléphones...

Dans chacun de ces produits que l'on nous vend, il est possible de trouver du plomb, du mercure, de l'arsenic, du cadmium, du nickel, du manganèse, etc.

Ces métaux présentent tous un risque reconnu pour notre santé : cancers des poumons pour l'arsenic, maladies mentales pour le plomb, maladies de Parkinson pour le manganèse, maladies des reins et des os pour le cadmium...

La liste est longue, et la pollution progresse lentement, sans que nous nous en apercevions dans notre quotidien.

Dans certaines régions du Nord de la France, de nombreuses usines ayant fait un usage intensif de ces métaux comptent désormais leurs victimes : les alentours de Bruxelles ont notamment été contaminés.

ALORS, QUE FAIRE POUR PRÉSERVER MA SANTÉ ?

* Évitez tant que vous le pouvez l'usage des piles : optez pour une calculatrice solaire, une montre solaire, une radio branchée sur secteurs.
* Les jeux pour enfants sont très gourmands en piles, et nos petites têtes blondes en redemandent : deux jours après Noël, il faut souvent déjà changer les piles. Les enfants s'amusent tout aussi bien avec une petite voiture sans batterie et une poupée qui ne parle pas. Ils font fonctionner leur imagination et leur créativité en imitant le bruit du moteur ou la voix du poupon !
* Investissez dans un chargeur solaire, c'est très pratique : vous pourrez recharger votre portable n'importe où.
* Offrez-vous un chargeur à piles : c'est un peu cher à l'achat, mais sur le long terme, beaucoup plus économique car vous conservez les piles rechargeables bien plus longtemps.
* Posséder un portable « vintage » peut-être une façon d'affirmer votre point de vue en matière de surconsommation. Et en matière de mode, plus vous conservez votre ancien portable, plus il devient original !

Quelles piles acheter ?

Pour respecter l'environnement, apprenez à lire les étiquettes.

• **Les piles les moins polluantes :** les rechargeables. Elles sont plus chères, mais peuvent se recharger jusqu'à 1 000 fois : faites le calcul si vous aviez dû acheter 1 000 piles… vous y gagnez en économies !
Comment lire l'étiquette d'une pile rechargeable ?
– NiMH : accumulateur au nickel, ce sont les moins polluantes ;
– Li-ion : batterie contenant du lithium-ion ;
– Pb : batterie au plomb ;
– Ni-Cd : pile rechargeable au nickel-cadmium.

• **Les piles les plus polluantes :** évidemment, les non rechargeables. Parmi elles, les piles alcalines et les piles au nickel seront les moins polluantes.
Comment lire l'étiquette d'une pile non rechargeable ?
– Piles alcalines : contiennent du manganèse ; ce sont les moins polluantes ;
– piles salines : contiennent du zinc-carbone ;
– Hg : pile au mercure ;
– piles lithium-manganèse ;
– Piles argent/piles boutons : elles sont composées d'oxyde d'argent et de mercure.

5

DANS NOS VILLES ET DANS NOS CAMPAGNES

TEST : MON ENVIRONNEMENT EST-IL POLLUÉ ?

Répondez par « oui » ou par « non » aux affirmations qui suivent :

1. Les fenêtres de mon appartement donnent sur une rue très passante. Oui ❏ Non ❏

2. J'habite à la campagne, ma maison est entourée par de grands champs. Oui ❏ Non ❏

3. Il y a un incinérateur à proximité de chez moi. Oui ❏ Non ❏

4. Mon appartement jouxte plusieurs boutiques, dont un pressing. Oui ❏ Non ❏

5. Il y a un aéroport à proximité de chez moi. Oui ❏ Non ❏

6. J'habite une grande ville. Oui ❏ Non ❏

7. Une antenne-relais est installée tout près de chez moi. Oui ❏ Non ❏

8. Mon habitation est construite sur d'anciennes friches industrielles. Oui ❏ Non ❏

9. Mon appartement est situé à proximité d'une usine qui possède plusieurs cheminées. Oui ❏ Non ❏

10. Pour faire des économies d'énergie, j'évite d'ouvrir les fenêtres. Oui ❏ Non ❏

Vous avez répondu « oui » à plus de 5 questions :

Votre habitation est sans doute située dans une grande agglomération, ou dans une campagne qui pratique la culture intensive. Déménager ne changerait pas grand-chose à un triste état de fait : des quantités importantes de monoxyde de carbone ont été retrouvées sur les plus hauts sommets du monde… nous respirons donc tous un air pollué. Nous pouvons malgré tout tenter de réduire cette pollution par des gestes simples, car les usines ne sont pas les seules coupables de cette dégradation de l'air ambiant : à notre échelle, il nous est possible d'agir.

Vous avez répondu « oui » à moins de 5 questions :

Vous faites partie des quelques privilégiés qui ne sont pas touchés de trop près par la pollution environnante. Mais l'air circule, l'eau également, et même dans les coins les plus reculés de la planète des traces de pollution ont été constatées. Il est possible d'éviter d'aggraver plus encore la situation par des gestes simples du quotidien.

NOUS RESPIRONS DES PESTICIDES

Les champs de nos campagnes sont majoritairement consacrés à l'agriculture intensive. Les paysages sont aujourd'hui peu variés : maïs, blé, soja, colza à perte de vue. Une grosse partie de nos récoltes est destinée à nourrir le bétail. Ces champs industriels sont régulièrement arrosés de pesticides, ce qui rend l'air de nos campagnes bien moins sain qu'autrefois…

Une étude réalisée en 1998[16] avait déjà montré l'incidence des pesticides sur la santé des agriculteurs, et dévoilait que les paysans exposés à ces pesticides étaient plus majoritairement atteints par des cancers du cerveau. Les jardiniers pourraient également être touchés.

D'autres études ont également révélé l'impact désastreux des pesticides sur le fœtus[17]. Une enquête a été réalisée auprès de mères ayant travaillé dans des serres utilisant des pesticides pendant leur grossesse. De nombreux petits garçons nés de ces mamans présentaient des anomalies du pénis et des testicules.

Mais il y a plus grave encore : une équipe de chercheurs français de l'Inserm[18] a mis en évidence que les femmes qui utilisaient régulièrement des pesticides ménagers pendant leur grossesse donnaient naissance à des enfants pouvant développer par la suite des leucémies et des lymphomes.

Les pesticides ont envahi l'air de nos campagnes, mais aussi celui de nos villes : même si de nombreuses communes se mettent au vert, l'usage des pesticides reste majoritaire pour l'entretien des espaces verts, ainsi que pour le désherbage du bas des murs. Ce sont ces petites camionnettes que l'on voit passer, armées d'un long tuyau. Nous inhalons une partie de ces pesticides et nos enfants sont plus touchés que nous car leurs petites mains n'hésitent pas à fureter partout, au jardin public ou dans les rues !

16. Éude de J.-F. Viel réalisée sur des agriculteurs et ouvriers agricoles âgés de 35 à 74 ans dans 89 régions de France.

17. Étude danoise menée par Helle R. Andersen de l'Institut de Santé Publique (University of Southern Denmark).

18. Étude dirigée par Jérémie Rudant.

Nos maisons ne sont pas non plus épargnées, surtout si vous utilisez des insecticides dans votre domicile. Les bois des meubles sont également traités contre les parasites et renforcent encore la dose.

Fourmis, cafards, poux sur la tête de vos enfants, les raisons sont nombreuses pour vaporiser une dose de produit toxique dans votre environnement quotidien. Ces polluants sont dangereux pour notre santé.

La toxicité de ces produits n'est plus à démontrer, les chimistes la connaissent bien, mais aucune étude n'a été réalisée sur l'effet cocktail. Or le cocktail est de plus en plus riche…

ALORS, QUE FAIRE POUR PRÉSERVER MA SANTÉ ?

- Pensez aux pesticides que vous utilisez ! Du produit antipoux aux bombes contre les mouches, les insecticides et les pesticides sont partout dans notre environnement. Il existe des solutions naturelles pour repousser les parasites sans pour autant nuire à notre santé. Nos ancêtres les connaissaient, nous les avons oubliées. (cf. fiche pratique p. 78).
- Dans votre jardin, laissez la nature s'exprimer : choisissez des plantes adaptées à votre région. Elles seront plus résistantes et nécessiteront peu, voire pas de traitement du tout.
- Demandez à vos enfants de se laver les mains lorsqu'ils rentrent du parc.
- Ôtez vos chaussures lorsque vous rentrez chez vous. Vous éviterez ainsi de déposer chez vous la pollution extérieure, et notamment les désherbants pulvérisés sur les bordures des trottoirs.
- Aérez très régulièrement votre maison, au moins 10 minutes par jour.
- Évitez les vernis fongicides pour l'entretien de vos meubles.

IL Y A DES DIOXINES DANS L'AIR

Il y a quelques années, la polémique sur les incinérateurs polluants faisait rage ; elle semble aujourd'hui calmée. Les incinérateurs, nous dit-on, ont été mis « aux normes ». Malheureusement, la réalité est plus complexe, et la pollution liée aux incinérateurs n'appartient pas au passé. Certes, dans les années 1980 les incinérateurs étaient particulièrement polluants. Ceux issus de la nouvelle génération le sont moins, mais cela ne signifie pas pour autant que le panache de fumée blanche qui s'échappe des cheminées est une simple vapeur d'eau, comme on a longtemps essayé de nous le faire croire. Les incinérateurs rejettent dans l'air de nos communes des dioxines, des métaux lourds, et, bien entendu, nous les respirons. Les dioxines ont pourtant été reconnues comme étant cancérigènes. On retrouve d'ailleurs des traces de cette substance dans le lait maternel.

Mais la quantité de déchets que nous produisons est telle qu'il faut bien que les maires de chaque ville et chaque village trouvent une solution. Les communes ont donc investi massivement dans les incinérateurs : les nouveaux modèles ont coûté 900 millions d'euros aux collectivités. Il faudra donc des années pour amortir ce coût… des années au cours desquelles on vous proposera timidement de trier vos emballages.

Le tri et le recyclage seraient la solution, mais il faudrait alors investir massivement dans de nouvelles installations, ce qui n'est pas du goût de tout le monde. Chaque année, les incinérateurs ont « besoin » de 300 000 tonnes de déchets pour fonctionner. Si chaque citoyen se met à trier et limiter les emballages, les incinérateurs ne pourront plus fonctionner !

Mais nous en sommes bien loin : en France, on recycle seulement 20 % de nos déchets. Les Autrichiens semblent mieux organisés : ils trient 60 % de leurs poubelles[19]…

ALORS, QUE FAIRE POUR PRÉSERVER MA SANTÉ ?

- Si tout le monde s'y met, les incinérateurs peuvent progressivement cesser de polluer notre environnement : trions et limitons les emballages.
- Apprenez à vos enfants les gestes simples du tri : plastiques, cartons, papiers, etc..
- Buvez de l'eau du robinet, afin de rompre le cercle vicieux : plus vous achetez de bouteilles plastiques plus vous polluez, et plus vous polluez plus l'eau que vous buvez est polluée. Aux États-Unis, 2 millions de bouteilles plastiques sont jetées toutes les 5 minutes.
- Apportez votre mug au bureau afin de limiter l'usage des verres jetables.
- Réutilisez le plus possible les feuilles blanches imprimées avant de les jeter.
- Laissez deux grands paniers dans le coffre de votre voiture et refusez les sacs plastiques.

---

19. Source des chiffres : Centre national d'Information indépendante sur les Déchets.

- Offrez-vous un filet à provision en coton léger, que vous pouvez glisser dans votre sac. Une course imprévue ? Vous aurez toujours de quoi transporter vos achats.
- Autrefois, lorsqu'on allait au marché, on présentait son panier au primeur et il y plaçait directement les légumes pesés. Et si l'on redécouvrait ces gestes simples ? Les produits frais en vrac sont meilleurs pour votre santé et pour l'environnement. Les plats tout prêts sont chers, salés, gavés de graisses hydrogénées, et riches en emballages…
- Enfin, boycottez les produits jetables : rasoirs jetables, téléphones jetables, etc.

NUCLÉAIRE : NOUS NE SOMMES PAS À L'ABRI

Les accidents tels que Tchernobyl, ce sont des accidents de pays semi-développés. Certes, le nuage nous est passé au-dessus de la tête, augmentant au passage le nombre de victimes de cancers ou de malades de la thyroïde, mais un tel accident dans notre pays ne risque pas de survenir. Info ou intox ?

En effet, même si le risque zéro n'existe pas, la France est un pays qui prend très au sérieux le risque nucléaire. Mais, tandis que nous regardons attentivement du côté des centrales, nous oublions de nous pencher sur un problème peu à peu mis à jour : celui des déchets. Ceux des centrales sont enfouis en lieux sûrs. Ce n'est pas merveilleux pour l'environnement, loin s'en faut, mais nous ne sommes pas pour l'instant touchés par cette pollution.

La pollution directe par le nucléaire dans notre environnement est ailleurs :

- tout d'abord, il faut savoir que les centrales ont le droit de rejeter dans l'atmosphère une certaine quantité de radioactivité. C'est légal : sous la forme d'eau ou de gaz ; les abords des centrales sont donc régulièrement touchés par la radioactivité… et nous avec…
- l'extraction de l'uranium a provoqué en France une pollution sournoise : peu ou pas réglementée, celle-ci a laissé dans notre environnement de nombreux déchets (que l'on appelle des « stériles »). Ceux-ci sont plus ou moins radioactifs. Aucune politique sérieuse et commune d'enfouissement n'a été décidée lors des extractions. Selon les communes, ces roches ont pu servir à remblayer une route, un stade, un parc municipal… À certains endroits, les conséquences sur l'environnement et sur la santé des riverains sont très

inquiétantes. Les communes touchées ont été référencées sur le site de la CRIIRAD[20] : si vous devez acheter une maison, notamment à la campagne, n'hésitez pas à consulter la carte de France des sites les plus touchés.

ALORS, QUE FAIRE POUR PRÉSERVER MA SANTÉ ?

À notre petite échelle, il est difficile de lutter contre ce type de pollution, mais quelques gestes de bon sens peuvent cependant vous permettre de protéger votre santé :

- à l'étranger, notamment dans certains pays de l'hémisphère Sud, la situation est bien pire qu'en France. Consommez local et français : lors d'un accident ou d'un rejet de centrale, les produits frais comme le lait, les fruits et les légumes sont les premiers contaminés ;
- informez-vous sur les sites qui auraient pu être pollués par l'extraction de l'uranium. Certains sont encore malheureusement libres d'accès : évitez de vous y promener… ;
- en cas d'incident nucléaire, il est recommandé de ne pas consommer de produits frais et de boire de l'eau en bouteille pendant les jours qui suivent le passage du nuage.

LES PRESSINGS DÉGAGENT DES VAPEURS TOXIQUES

Les pressings utilisent un produit cancérigène pour effectuer leurs nettoyages à sec : le perchloréthylène. Ce produit est aujourd'hui interdit dans certains pays, comme le Danemark ou les États-Unis.

Des études menées en France ont montré que les employés étaient particulièrement exposés, mais pas seulement : en effet, si les installations du pressing sont anciennes, il a été constaté que des vapeurs nocives pouvaient se répandre dans les habitations mitoyennes ou dans les étages d'un immeuble, si le pressing est situé au rez-de-chaussée. En revanche, lorsque vous faites vos courses dans un centre commercial, les vapeurs de perchloréthylène sont sans danger car vous ne demeurez pas assez longtemps à proximité du pressing pour que celles-ci deviennent nocives.

20. CRIIRAD : Commission de recherche et d'information indépendantes sur la radioactivité.

- Si vous vivez à proximité d'un pressing dont l'installation est ancienne, vous pouvez demander au propriétaire une mise aux normes actuelles (installation d'une VMC, etc.).
- Lorsque vous allez chercher un vêtement au pressing, laissez-le s'aérer sur le balcon avant de l'enfermer dans votre armoire. La fameuse « odeur de pressing » disparaîtra.
- Lisez les étiquettes de vêtements que vous achetez et évitez de remplir votre armoire avec des habits « nettoyage à sec ». Vous ferez des économies !

COMMENT SE PROTÉGER DES PICS D'OZONE

Dans les grandes villes, mais aussi dans les campagnes (car le vent repousse la pollution hors des agglomérations) les alertes à la pollution sont fréquentes. Elles sont même « entrées dans les mœurs », puisqu'un bulletin météo leur est consacré, au même titre que la météo des plages ou la météo traditionnelle.

L'ozone est un composant indispensable de notre atmosphère, car il nous protège des rayonnements solaires. Mais il n'est pas prévu par la nature que sa présence au sol soit si importante. Dans nos villes, l'ozone est indirectement produit par les voitures et certains appareils électriques. Lorsque le vent est faible et que le rayonnement solaire est important, le taux d'ozone dans les grandes villes augmente rapidement. Il se mélange aux autres polluants : l'azote, produit par les combustions de charbon et de fioul. Les usines et les pots d'échappement en diffusent également. À l'azote et à l'ozone se mêlent aussi des cendres microscopiques qui viennent aussi compléter ce cocktail déjà toxique : elles proviennent principalement des gaz d'échappement et sont particulièrement irritantes pour les bronches.

Face à ces agressions, les affections respiratoires sont nombreuses. Ce type de pollution est également soupçonné d'aggraver les effets nocifs des rayons ultraviolets sur notre peau : autrement dit, notre vieillissement cellulaire serait accéléré sous la chape de pollution qui nous entoure…

Les allergènes traditionnels (pollen, humidité) verraient aussi leur impact renforcé sur notre organisme en cas de pic de pollution.

ALORS, QUE FAIRE POUR PRÉSERVER MA SANTÉ ?

- Il est assez facile de repérer un pic de pollution dans une grande ville sans consulter le bulletin météo : plusieurs journées sans vent, un beau soleil, la couleur jaunâtre du ciel sont des indicateurs suffisants.
- Lorsqu'un pic de pollution est annoncé, évitez de prendre votre voiture, tout d'abord pour ne pas aggraver la situation et agir en éco-citoyen, mais aussi pour préserver votre santé : dans votre véhicule, la ventilation aspire l'air des pots d'échappement des autres voitures, la pollution augmente alors considérablement dans l'habitacle.
- Évitez de vous exposer au soleil : rayons ultraviolets + pollution font mauvais ménage.
- Reportez votre séance de jogging, l'air que vous respirez n'est pas suffisamment sain.
- N'entreprenez pas de travaux de force pendant cette période : reportez le jardinage ou la maçonnerie en extérieur…
- Si vous avez des enfants en bas âge, ne les sortez pas si ce n'est pas nécessaire, tout particulièrement si vous circulez en poussette : leurs petits poumons sont à la hauteur des gaz d'échappement.

Éloignez les parasites sans nuire à votre santé[1]

– **Contre les fourmis :** ail broyé, cannelle et vinaigre. Il existe des mélanges tout prêts en magasins bio.
– **Contre les poux :** du vinaigre d'alcool chaud, et un peigne antipoux. Poursuivre le traitement pendant 1 semaine. Pour les repousser et éviter qu'ils ne reviennent : de l'huile essentielle de lavande dans le cou de votre enfant avant le départ pour l'école.
– **Contre les mites :** huiles essentielles de lavande et de cèdre, et des housses en plastique ! Les fleurs de laurier ou de sarriette sont également très efficaces. Pensez à parfumer votre linge avec de l'huile essentielle de lavande, les mites détestent, et vous allez adorer.
– **Contre les mites alimentaires :** elles aiment les farines complètes et les levains bio. Veillez à transférer vos farines et vos graines dans des récipients hermétiques, c'est encore la meilleure prévention.
– **Contre les araignées :** les feuilles de tomates. Les araignées les détestent.
– **Contre les mouches :** une gousse d'ail piquée de clous de girofle.
– **Contre les mauvaises herbes entre des dalles :** tout simple, de l'eau bouillante. Vous pouvez par exemple verser la casserole d'eau bouillante de vos pâtes, les herbes ne repousseront plus.
– **Contre les pucerons sur les rosiers :** versez un peu de liquide vaisselle dans un vaporisateur, ajoutez de l'eau, et vaporisez.
– **Contre les moustiques :** une coupelle de citronnelle. Si vous êtes à l'extérieur et que les moustiques vous adorent, vous pouvez vous procurer des patchs à l'huile essentielle d'eucalyptus et de menthe poivrée.
– **Contre les guêpes :** diluez du jus de melon dans de l'eau et du sucre, et posez le récipient loin de la table où vous déjeunez.
– **Contre les cafards :** préparez un appât à base de lait concentré sucré et d'acide borique (vous pouvez vous en procurer en pharmacie sous le nom de borax). Déposez le mélange dans une coupelle. Cette préparation est aussi capable de détruire les œufs.
– **Contre les rongeurs :** tout d'abord, rangez. Ne laissez pas de vieux journaux et de vieux vêtements s'empiler dans le garage. Stockez votre nourriture dans des récipients hermétiques et passez l'endroit à traiter au jet d'eau. Vous pouvez ensuite vous procurer un répulsif qui émet des vibrations ou des ondes que vous ne percevrez pas. Certains fonctionnent à l'énergie solaire et sont efficaces contre les taupes, les souris, les rats…

1. Voir sur le site internet www.repulsif.fr.

6

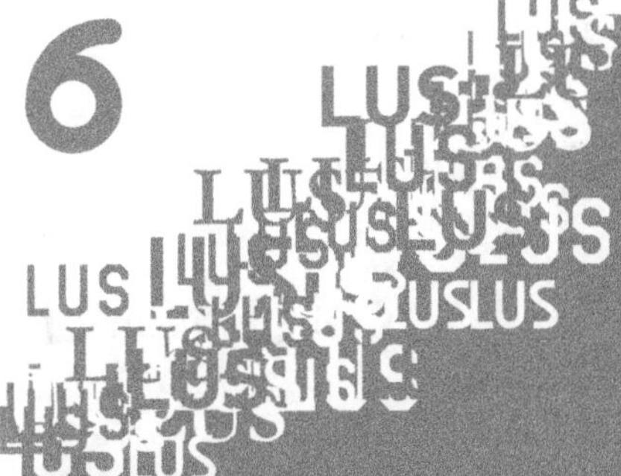

AU BUREAU

Répondez par « oui » ou par « non » aux affirmations suivantes :

1. Mon bureau est installé dans des locaux vitrés ultra modernes. Oui ❑ Non ❑

2. Il y a de la moquette au sol. Oui ❑ Non ❑

3. Le mobilier est neuf. Oui ❑ Non ❑

4. Nos locaux sont climatisés. Oui ❑ Non ❑

5. L'hiver, j'ai souvent trop chaud. Oui ❑ Non ❑

6. La cantine se trouve à l'intérieur des locaux ; l'hiver, c'est agréable : nous n'avons pas à sortir. Oui ❑ Non ❑

7. Il y a plus de deux ordinateurs dans la pièce où je travaille. Oui ❑ Non ❑

8. Nous sommes équipés du wifi. Oui ❑ Non ❑

9. Nous sommes plus de deux dans l'*open-space* et chacun garde son téléphone portable allumé au cas où un appel important surviendrait. Oui ❑ Non ❑

10. Lorsque j'entre dans mon bureau, ça sent toujours « le propre et le neuf ». Oui ❑ Non ❑

Vous avez répondu « oui » à plus de 5 affirmations :

Vous travaillez sans doute dans des locaux très agréables, lumineux et bien chauffés. Dans votre bureau, point de paperasse qui s'entasse, de piles de dossiers d'où émane une vieille odeur de journal jauni. Vos locaux sont ultra modernes.

L'obsession du XXIe siècle, c'est sans aucun doute la propreté. Malheureusement, les surfaces lisses de nos bureaux en mélaminé renferment bien d'autres risques potentiels pour notre santé que les microbes d'autrefois : les composés volatils qui se dégagent des moquettes ignifugées, des bibliothèques en panneaux de particules agglomérées, sont autant de sources de pollution. Mais il est possible de faire baisser les taux d'émanations toxiques dans les locaux, grâce à des gestes simples.

Vous avez répondu « oui » à moins de 5 affirmations :

Vous travaillez sans doute à l'ancienne : les parquets cirés de l'entrée de vos locaux datent sans doute du XIXe siècle. Vos bureaux ne payent pas de mine, et votre patron rêve de déménager dans un bâtiment tout équipé, avec double vitrage lumineux et open-space pour toute l'équipe.

Mais il n'est pas certain que votre organisme se sente plus à l'aise dans un espace neuf, où fleurissent de nombreux polluants.

Si la fenêtre ferme mal et que vous avez un peu froid en hiver, adoptez la petite laine et réjouissez-vous : vous êtes moins exposé à la pollution que vos collègues qui ont déménagé dans une tour intégralement vitrée et climatisée !

Vous pourrez peut-être glaner quelques astuces supplémentaires dans les paragraphes qui suivent, car les réflexes de bon sens que nous possédions autrefois sont souvent tombés dans l'oubli.

OUVREZ LES FENÊTRES !

Actuellement, dans les bureaux, les principales sources de pollution proviennent du mobilier, des sols et des ordinateurs.

• Le mobilier n'est plus en chêne massif, mais composé de copeaux de bois et de colle. Des surfaces en mélaminé se dégagent des COV : composés organiques volatiles. Ceux-ci sont toxiques et irritants. Plus l'odeur de « neuf » est présente dans votre bureau, plus vous en respirez… Dans la mesure où vous n'allez pas demander à votre patron de troquer l'ensemble du mobilier contre du bois massif, il ne vous reste qu'une seule solution : aérer. Dix minutes suffisent pour changer l'air et faire baisser considérablement le niveau de pollution. Prenez-en l'habitude : dix minutes le matin, puis dix minutes à la pause déjeuner. Vous vous apercevrez rapidement du bénéfice sur votre santé : vous vous sentirez moins fatigué, moins « dans le coton ». Si vous souffrez de maux de tête, ce peut être la solution.

• Les moquettes et les tissus sont traités contre les incendies. De ces matériaux se dégagent également des composés organiques volatiles. Il est donc important d'aérer régulièrement, surtout si votre pièce est surchauffée.

FAITES LA GUERRE AUX ONDES

Au bureau, notre environnement est inondé de champs électromagnétiques : ordinateurs, fils électriques, photocopieurs. Ces champs peuvent provoquer des maux de tête, un surplus de stress ou des troubles du sommeil.

Les ondes des téléphones portables, bien plus puissantes, viennent se surajouter à cette atmosphère déjà saturée. Et si, par-dessus le marché, votre bureau est équipé de wifi, si dans votre métier vous passez les trois quarts de votre temps sur votre portable car c'est le numéro favori de vos clients, vous êtes cerné…

Il est bien entendu impossible de retourner à l'âge de pierre, et de refuser de travailler avec les technologies modernes. Mais quelques astuces peuvent vous permettre de faire baisser le taux d'émission d'ondes.

ALORS, QUE FAIRE POUR PRÉSERVER MA SANTÉ ?

- Si votre bureau est équipé de wifi, vérifiez que la borne n'est pas placée dans votre dos lorsque vous travaillez sur votre ordinateur. Si possible, déplacez-la dans un endroit où personne ne travaille : dans le hall, par exemple, ou dans le couloir.
- Fouillez dans les cartons stockés à la cave : vous y trouverez sans doute un bon vieux téléphone avec fil dont personne ne veut : installez-le sur votre bureau, et rappelez vos clients de ce poste fixe dès qu'ils vous appellent sur votre portable.
- Installez une plante verte croqueuse d'ondes à proximité de votre ordinateur : le cactus colonnaire est capable de créer un rempart contre celles-ci (voir le chapitre « Dans la maison » sur les plantes dépolluantes à ce sujet).
- Éteignez les appareils électriques dont vous ne vous servez qu'occasionnellement, ne les laissez pas en veille : votre imprimante ne vous sert qu'une fois par semaine ? Débranchez-la.

CLIM ET ORDI : POURQUOI LES IONS POSITIFS SONT NÉGATIFS

Dans l'air que nous respirons, de petites particules sont présentes ; on les appelle « les ions ». Il existe des ions négatifs et des ions positifs, comme sur une pile : le plus et le moins. Au cours d'un orage, lorsque l'air se charge en ions positifs, on a un peu la sensation d'étouffer. Jusqu'au moment où la pluie arrive : l'air se charge en électricité, puis les nuages éclatent, libérant des ions négatifs qui rétablissent un équilibre plus apaisant.

Dans la nature, l'eau, la montagne sont chargées d'ions négatifs et reposants. Au bord d'une cascade, l'été, on se sent revivre. Les arbres aussi libèrent naturellement des ions négatifs.

Plus on s'éloigne de la nature, plus l'air est chargé en ions positifs, et plus on se sent irritable, stressé : notre sommeil est moins reposant, on souffre parfois d'insomnies, on a la sensation d'étouffer.

Plus l'électricité atmosphérique est importante, plus les ions positifs sont nombreux. Dans un bureau au sommet d'une tour de verre, les ions positifs sont largement majoritaires. La climatisation y contribue également. Les ions négatifs disparaissent de notre environnement. Nous nous sentons alors fatigué sans raison, déprimé. Migraines et allergies diverses pourraient également trouver leur origine dans l'absence d'ions négatifs.

ALORS, QUE FAIRE POUR PRÉSERVER MA SANTÉ ?

- Tâchez de diminuer au maximum les sources électriques (voir paragraphe précédent).
- Si votre bureau n'est pas équipé de la climatisation, préférez des solutions plus naturelles pour vous rafraîchir : un bon vieux ventilateur est préférable (vous pouvez placer une bassine d'eau fraîche ou de glaçons sous le ventilateur pour que la sensation de fraîcheur soit plus importante).
- Installez quelques plantes vertes dans votre bureau, et aérez régulièrement.
- Équipez-vous d'un petit brumisateur portable pour humidifier l'atmosphère.
- Si votre bureau est désespérément ultra moderne (fenêtres verrouillées, climatisation intégrée), sachez qu'il existe de petits appareils capables de diffuser des ions négatifs. Pour choisir votre appareil, vérifiez que celui-ci rejette dans l'atmosphère un très faible taux d'ozone (moins de 0,01 ppm) et aucun taux de peroxyde d'azote. L'appareil doit être suffisamment puissant pour diffuser des ions négatifs à plus de un mètre.

Petits gestes verts au travail

Parce qu'on n'est pas « chez soi », et que, par conséquent, on ne paie pas directement la facture, on a tendance à gaspiller plus au bureau que chez soi. Ce n'est pas très écologique, mais c'est aussi nuisible à notre santé : nous l'avons vu, plus les appareils électriques fonctionnent en permanence, plus notre environnement est pollué.

– Le soir, avant de quitter votre bureau, baissez le chauffage. Branchez éventuellement votre ionisateur d'air.

– Pensez à éteindre les pièces inoccupées !

– Les néons et lampes halogènes sont particulièrement agressifs pour vos yeux. Privilégiez l'éclairage d'une lampe de bureau. L'ambiance sera beaucoup plus chaleureuse.

– Équipez votre lampe d'une ampoule basse consommation.

– Les toilettes restent allumées en permanence, car vos collègues se moquent bien des économies d'énergie ? Pourquoi ne pas proposer de faire installer un minuteur ou un système électrique connecté avec la serrure, et qui s'allumerait uniquement lorsqu'on tournerait la clef ?

– Si vous devez renouveler votre équipement informatique, pensez à vérifier, pour les modèles que vous choisissez, que ceux-ci bénéficient du label « energy star » : ce label vous garantit un matériel moins gourmand en électricité.

– Parce qu'il est gratuit et à la disposition de tous, les entreprises font une très grande consommation de papier. Afin d'éviter le gaspillage, une astuce toute simple consiste à ne pas placer la réserve de papier dans la même pièce que l'imprimante et la photocopieuse. Le simple fait de devoir aller chercher du papier un peu trop loin peut inciter vos collègues à réutiliser le verso des feuilles déjà imprimées qui pourraient, quant à elles, être à leur disposition à proximité de l'imprimante !

– Lors de l'achat des fournitures, proposez de vous équiper en cartouches d'encre rechargeables, et non jetables.

– Économisez l'encre : saviez-vous que la police de caractères Ecofont vous permet de réaliser des économies conséquentes sans effort ? Chaque lettre de cette police est composée de micro-trous invisibles à l'œil nu, mais qui permettent de diminuer considérablement la quantité d'encre utilisée. Vous pouvez également penser à imprimer en mode « brouillon ».

– Si vous le pouvez, incitez en douceur votre équipe ou vos collègues à supprimer les produits jetables de la liste des fournitures : remplacez les gobelets plastiques par des mugs (c'est la grande tendance aux States !), achetez des mines pour les critériums, étiquetez vos fournitures : on vous « volera » moins un stylo si votre prénom est indiqué sur le capuchon…

7

AVEC BÉBÉ

DU BISPHÉNOL DANS SON BIBERON

Si certains chercheurs ne disaient pas tout haut ce que l'industrie cherche à dire tout bas (on peut citer à ce propos André Cicolella, chimiste), nos bébés continueraient à ingérer lentement des substances plastiques sans que personne ne s'en inquiète.

Le bisphénol est une substance chimique contenue dans les plastiques alimentaires. Personne jusqu'ici ne s'était aperçu que celui-ci, avec l'usure du plastique, ou en contact avec un liquide chaud, était capable de migrer dans les aliments qu'il contenait. Ainsi, un bébé nourri au biberon 6 à 8 fois par jour absorbait une petite dose de ce produit chimique, quotidiennement, pendant plusieurs mois.

Or, il a été démontré que le bisphénol est un perturbateur endocrinien : il est classé substance toxique par les autorités européennes. Plus le bébé est petit, plus il y est sensible. À l'âge adulte, un bébé régulièrement exposé pourrait notamment présenter des troubles de fertilité. Cette substance est également cancérigène.

Bien entendu, les industriels soulignent que les doses sont trop faibles pour être réellement dangereuses. Mais l'impact sur un enfant en bas âge est bien plus important que sur un organisme adulte, d'autant que le bébé a également pu y être exposé lorsqu'il était dans le ventre de sa mère : la plupart des plastiques alimentaires aujourd'hui en contiennent.

Au Canada, les biberons contenant du bisphénol sont déjà interdits. Heureusement, de grandes marques françaises ont pris les devants et ont modifié la composition de certains plastiques, mais tous ne l'ont pas fait.

Le plastique n'est pas un contenant naturel et durable : il se dégrade avec le temps et, même s'il est pratique, léger, incassable, son contact avec les aliments n'est pas anodin.

ALORS, QUE FAIRE POUR PRÉSERVER LA SANTÉ DE BÉBÉ ?

- Optez pour des biberons en verre, c'est plus sûr !
- Si vous souhaitez acheter un biberon en plastique pour vos déplacements, vérifiez le code du plastique indiqué sous le biberon, dans le petit triangle :

le chiffre 7 indique que le plastique contient du bisphénol. Les mentions 1 et 2 sont le signe d'un biberon en polypropylène qui ne contient pas de bisphénol.

- Quelle que soit la qualité du plastique, évitez de faire chauffer ce matériau ou d'y verser un liquide chaud.
- Ne réutilisez pas les assiettes et les verres de vos aînés : en apparence, l'assiette est impeccable, mais plus le plastique est ancien, plus le bisphénol migre facilement vers les aliments.
- Si vous souhaitez vous équiper d'un cuit-vapeur pour votre bébé, vérifiez que celui-ci n'a pas été réalisé avec un plastique portant la mention « 7 » dans le petit triangle.

DES PARABÈNES DANS SA CRÈME DE SOIN

Les parabènes, aujourd'hui, tout le monde connaît : ce sont des conservateurs montrés du doigt par certains chercheurs car ils seraient potentiellement cancérigènes et perturberaient notre équilibre hormonal.

Malheureusement, les produits pour bébé sont eux aussi truffés de conservateurs, et lorsque l'on fait la toilette de son enfant, on passe souvent de la crème sur l'intégralité de son petit corps, plusieurs fois par semaine, ce qui augmente la surface d'absorption du produit.

Et les parabènes ne sont pas les seules substances visées : parce que ce sont les plus connus, vous avez dû voir fleurir sur les emballages des mentions « sans parabène » destinées à rassurer le consommateur. Mais, lorsqu'on lit attentivement la composition, on s'aperçoit que ces produits contiennent d'autres substances problématiques, qui sont loin d'être très naturelles : les mots terminant par -méthyl, -phénol, ou encore la mention « PEG », « phtalates », dévoilent la présence d'ingrédients totalement chimiques…

L'ensemble de ces substances pourrait être de puissants perturbateurs endocriniens (notamment chez le petit garçon), ou encore cancérigènes.

Des tests sont en cours… mais lorsqu'il s'agit de la santé d'un nourrisson, ne faut-il pas directement appliquer le principe de précaution, surtout lorsqu'il s'agit de produits qui sont loin d'être indispensables à son bien-être ? On nous vend depuis quelques années de très nombreux produits (lingettes imbibées, lait pour le corps, crème pour les fesses…) : bébé a-t-il vraiment besoin de tout cet attirail ?

ALORS, QUE FAIRE POUR PRÉSERVER LA SANTÉ DE BÉBÉ ?

- Faites simple ! Évitez d'acheter six produits de soin différents pour votre petit bout, vous ferez des économies, et vous serez sûr de ne pas nuire à sa santé…
- Pour remplacer les lingettes, équipez-vous d'un grand paquet de cotons (il existe des carrés très pratiques) et d'une petite bouteille d'eau du robinet. Le nettoyage des fesses de bébé se fera ainsi tout en douceur, sans le moindre conservateur douteux.
- Pour hydrater sa peau et qu'il puisse en prime mettre son petit poing dans sa bouche sans absorber de produits chimiques, munissez-vous d'un petit flacon d'huile vierge : huile d'olive, si vous supportez l'odeur sur votre enfant ou huile de rose musquée, ou encore huile de cameline. Certaines maternités ont déjà adopté cette méthode pour hydrater bébé et pour le masser. C'est très économique, et sans danger.
- Pour sa toilette, optez pour un savon bio hypoallergénique, mais lisez attentivement les étiquettes : certaines allégations (« naturel » « issu de la nature ») peuvent tromper votre vigilance. Vérifiez avant tout la liste précise des ingrédients.
- Les puéricultrices recommandent aujourd'hui de moins laver bébé : un bain tous les deux jours suffit. Sa peau est fragile, et elle peut s'irriter face à un nettoyage trop agressif.

DES MÉTAUX LOURDS DANS SES VÊTEMENTS

La culture du coton consomme à elle seule plus de 25 % des pesticides utilisés dans le monde, mais aussi des métaux lourds, et notamment du mercure[1]. Ces métaux demeurent dans le sol pour des décennies, interdisant toute autre culture ; aux États-Unis, certains champs qui avaient

1. (source : mdrgf.org)

été transformés en rizières se sont avérés toxiques : le riz était gorgé du mercure qui avait servi à la plantation du coton.

ALORS, QUE FAIRE POUR PRÉSERVER LA SANTÉ DE BÉBÉ ?

La culture du coton représente donc une source de pollution importante dans le monde, mais elle est aussi inquiétante pour la peau de bébé, car le textile une fois achevé contient encore des traces de métaux lourds : certains cotons non bio peuvent provoquer ou favoriser des réactions allergiques. Il est donc essentiel de privilégier les bodies en coton bio afin que le petit corps de bébé soit protégé de toute pollution éventuelle.

Pour faire votre choix, cherchez le label « confiance textile » : il vous assure qu'aucun produit toxique n'a été décelé lorsque le produit a été inspecté. Ce label est aujourd'hui présent sur la plupart des grandes marques de sous-vêtements pour bébés. Les bodies sont un peu plus chers, mais leur innocuité est garantie.

DES PHTALATES DANS SA CAISSE À JOUER

On savait que les plastiques polluaient la planète car ils sont très difficilement destructibles. On ne pensait pas qu'ils étaient capables de polluer la santé de nos enfants et des générations à venir. En réalité, les plastiques ne sont pas des matériaux aussi stables qu'on le pensait : ils se dégradent lentement et diffusent des substances chimiques que notre organisme absorbe : après le bisphénol, voici les phtalates : ce sont des molécules chimiques présentes dans certains plastiques et dans certains cosmétiques : les phtalates sont utilisés comme agent de pénétration dans les crèmes de soin. Ils sont, comme le bisphénol, des perturbateurs endocriniens et peuvent altérer la fertilité des générations à venir. Ils favoriseraient également le développement de certains cancers[2].

Alors que le bisphénol est présent dans des plastiques durs et rigides, destinés à supporter la chaleur et à contenir des aliments, les phtalates sont des

2 Voir à ce sujet le reportage « Mâles en péril », Arte 2009.

additifs mêlés au plastiques et destinés à en assurer sa souplesse. Ils sont utilisés depuis bientôt cinquante ans, et on les trouve dans tout ce qui est souple et en plastique : autour de vous, les fils électriques, les jouets, les emballages, les tubes, les tuyaux, les matériaux médicaux, les sols, les revêtements intérieurs de vos voitures…

Nos tout petits se promènent partout et portent à leur bouche une très grande quantité d'objets en plastique : pratiquement tous les jouets sont en plastique, et on donne facilement à un enfant un objet composé de ce matériau pour qu'il s'amuse, puisqu'il n'est pas coupant, et qu'il peut se nettoyer facilement…

ALORS, QUE FAIRE POUR PRÉSERVER LA SANTÉ DE BÉBÉ ?

• Si vous avez des enfants plus âgés, vous aurez remarqué que les jouets en matière plastique ne durent pas : ceux que l'on conserve d'une génération à l'autre sont généralement en bois : ils sont un peu ringards, moins colorés sans doute, mais toujours très appréciés sur le long terme… Les enfants sauraient-il faire rimer écologie avec poésie ?

• Dans la chambre de bébé, évitez, pour sa sécurité, de laisser traîner des fils électriques apparents.

• Ne laissez pas bébé porter à sa bouche des objets en plastique non homologués, qui ne lui sont pas destinés, même s'ils ne présentent en apparence aucun danger immédiat.

DU FORMALDÉHYDE DANS SA CHAMBRE À COUCHER

Nous l'avons vu au chapitre concernant la maison, les matériaux modernes qui composent notre mobilier, nos sols, nos moquettes dégagent des composés organiques volatiles, et notamment du formaldéhyde. Cette substance est particulièrement irritante, peut provoquer des allergies, et serait potentiellement cancérigène. Or, lorsque bébé arrive, on achète la plupart du temps des meubles neufs (une table à langer, une armoire, un lit à barreaux…) et on repeint souvent la pièce pour que notre petit ange soit accueilli dans les meilleures conditions possibles… Bien entendu, on réalise ces travaux au dernier moment, lorsqu'on est à peu près certain que bébé sera bientôt là…

Meubles neufs, peintures fraîches, parquet stratifié ou moquette, nous bâtissons sans le savoir un nid dont l'air sera saturé de substances chimiques, ce qui est loin d'être idéal pour la santé de bébé…

ALORS, QUE FAIRE POUR PRÉSERVER LA SANTÉ DE BÉBÉ ?

- Ne repeignez pas la pièce juste avant sa naissance, ou optez pour une peinture à l'eau ! Si les murs sont un peu défraîchis, rassurez-vous : bébé, dès qu'il saura marcher, vous montrera tout de suite que c'était une riche idée d'attendre un peu pour la peinture et la tapisserie : il y a fort à parier qu'il essaiera très vite ses talents d'artiste sur ce bon vieux mur jauni.
- Évitez la moquette (ce sont des nids pour les acariens) et investissez dans un parquet massif.
- Achetez vos meubles d'occasion, ils sentiront moins « le neuf ».
- Sollicitez les grands-parents et faites-vous offrir des meubles en bois massif.
- Votre budget est très réduit ? Pourquoi ne pas opter pour un lit pliant en tissu qui pourra également vous servir pour vos déplacements ? Il existe également des tables à langer en tissu pliables qui peuvent se glisser dans de tout petits espaces et vous évitent d'investir dans des meubles en aggloméré.
- Si vous êtes malgré tout tenté par une chambre neuve en panneaux de particules, achetez-la suffisamment tôt avant la naissance, et aérez la pièce quotidiennement.

Liste de naissance antipollution

- une chambre en bois massif,
- ou : une chambre d'occasion,
- ou : un lit pliant en tissu et une table à langer également en tissu,
- des jouets en bois,
- des biberons en verre,
- un biberon en plastique codé 1 ou 2 pour les déplacements,
- une petite bouteille d'eau et du coton pour le change,
- un flacon d'huile vierge pour hydrater sa peau et le masser,
- un savon bio,
- des sous-vêtements en coton bio.

8

CHEZ MON MÉDECIN

TEST : SUIS-JE « ADDICT » À MA PHARMACIE ?

Répondez par « oui » ou par « non » aux affirmations suivantes :
Remarque : ce test, ludique, est destiné aux personnes bien portantes, qui n'ont pas de pathologie grave.

1. J'ai toujours des cachets pour le mal de tête sur moi.

   Oui ❑ Non ❑

2. Je ne supporte pas d'avoir le nez qui coule : je file à la pharmacie pour trouver le remède miracle si cela m'arrive.

   Oui ❑ Non ❑

3. Je n'ai pas de maladie grave mais je me rends chez mon médecin traitant au moins 1 fois par mois.

   Oui ❑ Non ❑

4. L'armoire à pharmacie de ma maison comporte plusieurs étages bien remplis.

   Oui ❑ Non ❑

5. Il m'arrive de prendre les antibiotiques que j'avais gardés d'une précédente bronchite pour me soigner seul.

   Oui ❑ Non ❑

6. J'ai très souvent des maux de tête mais je n'en connais pas l'origine.

   Oui ❑ Non ❑

7. J'ai des maux de ventre chroniques mais je n'en connais pas l'origine.

   Oui ❑ Non ❑

8. En cas de constipation je prends souvent un laxatif vendu en pharmacie.

   Oui ❑ Non ❑

9. Les substances médicamenteuses sont éliminées en quelques heures.

   Oui ❑ Non ❑

10. Je prends de très nombreux cocktails de vitamines : mieux vaut en avoir trop dans l'organisme que pas du tout.

    Oui ❑ Non ❑

Vous avez répondu « oui » à plus de 5 questions :

On ne peut pas dire que vous soyez un fervent adepte de la prévention !
Pour vous, guérir son corps c'est la plupart du temps lui imposer avant
tout le silence : vous avez mal à la tête ? Peu vous importe de savoir
pourquoi, si vous avez sur vous le médicament miracle qui vous soulage.
Mais saviez-vous que les surdosages de médicaments font souffrir vos
reins et votre foie à long terme ?
Et si vous appreniez à écouter un tout petit peu votre corps afin d'éviter
de polluer inutilement l'environnement et d'abîmer votre santé ?

Vous avez répondu « oui » à moins de 5 questions :

Pour vous, la santé c'est avant tout une question de prévention : vous
savez être à l'écoute de votre organisme, et vous ne vous précipitez
jamais sur le premier médicament venu sans avoir lu attentivement la
notice. Conservez ces bonnes habitudes, elles sont bénéfiques pour
votre corps et salutaires pour la planète, car les médicaments rejetés
par les urines se retrouvent... dans l'eau que nous buvons.
Vous pourrez peut-être glaner quelques astuces supplémentaires dans
les paragraphes qui suivent, car les réflexes de bon sens que nous
possédions autrefois sont souvent tombés dans l'oubli.

MIEUX VAUT PRÉVENIR QUE GUÉRIR

C'est inscrit sur la notice : prendre un médicament, même lorsqu'il n'est pas sur ordonnance, n'est pas un geste anodin. Toutes les molécules chimiques que nous ingérons sont éliminées lentement par le foie et les reins.

Et nous sommes de très grands consommateurs de médicaments : nous prenons des antalgiques en automédication de façon récurrente, la plupart du temps sans nous préoccuper sérieusement de l'origine de la douleur. Sur nos ordonnances, il serait difficilement pensable, en France, que l'on sorte d'un rendez-vous chez le médecin sans aucune prescription de petites pilules. Quel docteur pourrait inscrire sur l'ordonnance : « dormez, tout ira mieux », ou « mangez léger, votre taux de cholestérol diminuera » ? La prévention n'est pas vraiment entrée dans les mœurs de notre pays.

Non seulement la surconsommation de médicaments est dangereuse pour notre santé à long terme, mais elle est aussi particulièrement néfaste à l'environnement. Antalgiques, pilules contraceptives, anti-inflammatoires… ces molécules sont lentement éliminées par les urines et se retrouvent en petites quantités dans l'eau de nos rivières. Elles ne sont pas anodines : les poissons sont les premières victimes de ces perturbateurs endocriniens. On a trouvé des poissons mâles qui se mettaient à fabriquer des ovocytes ou développaient d'autres anomalies génitales.

ALORS, QUE FAIRE POUR PRÉSERVER MA SANTÉ ?

- En matière de santé, misez à fond sur la prévention : demandez un check-up complet à votre médecin surtout si vous vous sentez fatigué.
- Rien de grave ? Apprenez à écouter votre corps, il vous parle : si vous avez des maux de tête fréquents et que votre médecin n'a rien décelé d'inquiétant, penchez-vous sur votre mode de vie au lieu de piller systématiquement votre armoire à pharmacie. Les antidouleurs sont simplement des cache-misère : ils soulagent ponctuellement mais ne soignent pas la cause de votre mal. Dormez-vous suffisamment ?

Votre alimentation est-elle équilibrée ? Souffrez-vous d'intolérances alimentaires ? Cherchez la cause de votre douleur : lorsque vous l'aurez trouvée, votre corps vous le dira simplement en s'apaisant.

- Pour les petits maux du quotidien (un léger rhume par exemple) évitez de tuer la mouche avec un marteau : la plupart du temps, une bonne nuit de sommeil, un bon vieux mouchoir sont tout aussi efficaces que les produits que l'on vous vend en pharmacie. N'oubliez pas que la fièvre est produite par votre corps pour vous aider à combattre le virus, qu'un nez qui coule sécrète plus de liquide pour vous permettre d'éliminer le microbe. Faites confiance à votre corps et laissez-le agir.

- Nous avons tiré un trait sur les médicaments d'autrefois car notre science actuelle est bien plus précise. Pendant des siècles, des générations entières d'humains se sont soignées avec des tisanes de thym, de lavande ou de sauge. Certes, parmi les décoctions d'autrefois certaines relevaient plus de la superstition ou de la croyance que de la médecine. Mais pourquoi balayer l'ensemble de ces médecines douces d'un revers de manche ? Le XXe siècle détiendrait-il à lui seul l'ensemble du savoir ? Pourquoi ne pas mêler médecine douce pour les petits maux du quotidien, et médecine moderne pour des soins plus graves ? Vous trouverez à la fin de ce chapitre quelques astuces simples pour soulager vos petits tracas du quotidien sans vous ruiner la santé.

- Évitez les comportements aberrants : vous fumez un paquet de cigarettes par jour et vous filez chez le médecin à la moindre toux. Vous mangez gras, sucré, salé, et vous prenez un médicament contre l'hypertension… et si vous commenciez par modifier votre mode de vie au lieu d'attendre de la médecine qu'elle répare ce que vous abîmez chaque jour ?

- Moins vous prendrez de médicaments, plus ceux-ci seront efficaces le jour où vous en aurez réellement besoin. Nous avons usé et abusé des antibiotiques, certains microbes leur résistent aujourd'hui parce que nous n'avons pas su utiliser cette précieuse découverte avec parcimonie.

CHEZ LE DENTISTE : DU MERCURE DANS VOTRE BOUCHE

Vous avez sans doute dans la bouche un ou deux « plombages » qui colmatent les caries que vous avez eues dans votre enfance. Ces plombages s'appellent des « amalgames » et sont en réalité composés de mercure, un métal hautement toxique.

Si nous additionnons l'ensemble des plombages réalisés en France, ce sont 100 tonnes de mercure qui sont déposées dans la bouche des Français, et 14 tonnes rejetées chaque année dans nos égouts par les dentistes[21].

Savez-vous dans quelle atmosphère une pollution au mercure se propage-t-elle le plus rapidement et le plus facilement ? Dans un milieu humide et chaud, votre bouche représente donc un endroit idéal pour que la pollution se diffuse dans votre corps.

Lorsque le dentiste vous installe votre plombage, c'est le moment où vous inhalez la plus grande quantité de produit toxique. Le mercure migre ensuite vers votre cerveau où il se dépose peu à peu. On sait que le mercure peut être responsable de plusieurs maladies dégénératives, comme la maladie d'Alzheimer, la sclérose en plaques, etc. On sait aussi que la femme enceinte et surtout son bébé peuvent être particulièrement touchés par une pollution au mercure, car celui-ci passe la barrière du placenta.

ALORS, QUE FAIRE POUR PRÉSERVER MA SANTÉ ?

• Si vous souffrez de maux de tête fréquents, d'insomnies, et que vos dents ont été traitées à de très nombreuses reprises par des amalgames au mercure, demandez conseil à votre dentiste, il peut être judicieux de les retirer. Le retrait des amalgames doit se faire dans des conditions particulières (notamment avec deux tuyaux d'aspiration) afin d'éviter la diffusion du mercure dans votre bouche.

21. Rapport du sénateur Gérard Micquel datant d'avril 2001 / auteur de l'étude : Pierre-Henry de Villeuneuve, responsable du secteur « Sites pollués » à l'agence de l'eau Seine-Normandie, étude de 2000, association générale.

- Si vous avez peu d'amalgames et que vous ne souffrez d'aucun symptôme particulier, n'y touchez pas : le fait de les retirer peut aggraver la pollution et la toxicité du produit.
- Si vous êtes enceinte, évitez de vous faire poser des « plombages » ou de vous en faire retirer.
- Il existe d'autres façons de soigner les caries, mais elles sont un peu plus coûteuses : les matériaux composites sont pris en charge par la sécurité sociale, mais seulement pour les dents visibles. Il existe aussi d'autres méthodes, comme le ciment pierre, la céramique, mais certains dentistes évitent de les utiliser car ces méthodes sont longues à poser, et donc plus coûteuses.
- Apprenez à vos enfants le B.A.-BA d'une bonne hygiène dentaire afin d'éviter d'avoir recours aux amalgames.

Se soigner grâce aux huiles essentielles

Les huiles essentielles peuvent vous permettre d'éviter l'usage des médicaments usuels, mais attention : parce qu'elles ont une véritable action, il est important de demander conseil à votre médecin avant de les utiliser. Leur usage est à proscrire chez les nourrissons et chez la femme enceinte.

Les indications ci-dessous ne sont en aucun cas médicales, mais peuvent vous être utiles pour les maux courants, si vous ne souffrez d'aucune pathologie grave, ni allergie.

Les huiles essentielles peuvent être employées en inhalation, dans votre bain (quelques gouttes suffisent). Vous pouvez aussi les diffuser dans la maison.

Pour une application sur le corps ou par la bouche, demandez conseil à votre médecin.

Des interactions avec d'autres médicaments sont possibles.

Huiles relaxantes : bois de rose, camomille romaine, petit grain bigaradier, à diffuser.

Pour vous tonifier : zeste de citron, à diffuser. Ne pas appliquer sur la peau, peut être irritant.

Pour le bien-être de votre peau : bois de rose, vous pouvez en diluer quelques gouttes dans une huile vierge ou dans votre crème de soin.

Contre les douleurs articulaires : eucalyptus citronné. Peut être utilisé en massage.

Contre les maux de tête : menthe poivrée. Appliquez sur vos tempes une ou deux gouttes.

Petits bobos : ma trousse à pharmacie au naturel

Attention : *cette petite pharmacie douce ne remplace en aucun cas l'avis d'un spécialiste, ni les médicaments traditionnels si votre médecin a diagnostiqué une pathologie plus grave.*

Maux de gorge

Contre les coups de froid de l'hiver, la propolis est particulièrement efficace pour les maux de gorge. La propolis est sécrétée par les abeilles et fabriquée à partir des substances résineuses qu'elles récoltent sur les bourgeons. Elles en font une sorte de mastic dont elles tapissent leur ruche pour la prémunir contre les parasites.

Dès que vous sentez une irritation de la gorge (moins vous attendez et plus la propolis est efficace), sucez plusieurs pastilles à la propolis, ou vaporisez de la propolis au fond de votre gorge. Vous trouverez de la propolis dans tous les magasins bio et boutiques diététiques. Attention à bien lire la composition. Certaines pastilles sont meilleures au goût, mais elles ne contiennent que très peu de propolis. Les plus fortement dosées sont les plus efficaces. Attention également à bien lire la notice, surtout si vous êtes allergique aux produits de la ruche.

Pour les rhumes, les toux légères

Vous pouvez utiliser également de la propolis et la combiner avec un apport en vitamine C et en échinacée : il s'agit d'une plante qui pousse en Amérique du Nord. Les fleurs et les racines de l'échinacée stimulent le système immunitaire.

Vous en trouverez en magasin bio.

Pressez un pamplemousse et un citron, puis ajoutez 20 gouttes d'extrait liquide d'échinacée.

La lavande et le thym peuvent également soulager la toux. Ces deux plantes ont des vertus antiseptiques. Vous pouvez préparer une infusion de thym ou verser 2 gouttes d'huile essentielle de lavande dans un bain chaud. Fermez la porte de votre salle de bains et respirez à fond.

La lavande est aussi efficace contre le nez bouché.

Piqûres d'insecte

Le vinaigre d'alcool apaise rapidement les démangeaisons.

Estomac irrité

Vous souffrez de brûlures d'estomac sans gravité ? Après avoir identifié les aliments qui vous irritent et les avoir éliminés de votre alimentation, vous pouvez calmer la sensation de brûlure avec une cuillère d'argile blanche dans un verre d'eau. Remuez, laissez reposer, et buvez.

Constipation, ballonnements

Évitez les médicaments laxatifs qui obligent votre corps à remplir sa mission de façon artificielle sans soigner la cause du problème.

– Les maux de ventre sont les conséquences d'une alimentation souvent trop raffinée. Veillez tout d'abord à bien rééquilibrer votre alimentation en consommant quotidiennement des céréales complètes (beaucoup moins irritantes que les ajouts de son). Si vous n'avez pas le temps de cuisiner, ou si vous déjeunez à l'extérieur, prenez 2 cuillérées de son d'avoine au petit-déjeuner. Le son d'avoine, riche en mucilages, est beaucoup plus doux que le son de blé. Veillez également à consommer quotidiennement une quantité suffisante de fruits et de légumes.

– Si votre alimentation est déjà très équilibrée, mais que vous souffrez régulièrement de ballonnements, vous êtes peut-être intolérant à un aliment. L'intolérance la plus courante pour l'adulte étant celle aux produits laitiers et aux protéines de lait. En effet, celles-ci ont envahi notre alimentation et nous en consommons beaucoup trop dans les préparations industrielles, même si nous ne buvons pas de lait. Supprimez cet aliment pendant une semaine, et écoutez les réactions de votre corps.

– Notre organisme est, à cause de l'alimentation actuelle, privé de fibres (que l'on appelle aussi les prébiotiques) mais aussi privé des petites bactéries que l'on trouvait autrefois un peu partout dans une alimentation vivante : lait cru, fruits crus, farines complètes, huiles vierges, etc. Ces petites bactéries aussi appelées prébiotiques, entretenaient notre flore intestinale de façon efficace. Elles ont aujourd'hui largement disparu de notre alimentation. Pour en offrir à votre intestin douloureux sans pour autant cesser de déjeuner à la cantine de votre entreprise, vous pouvez vous préparer une petite mixture riche en prébiotique tous les matins : demandez à votre boulanger de la levure fraîche. Mêlez-en un petit morceau à de l'eau, placez le tout au réfrigérateur, et buvez-le le lendemain matin.

9

FACE À MON TÉLÉVISEUR

TEST : SUIS-JE POLLUÉ PAR MON PETIT ÉCRAN ?

Répondez par « oui » ou par « non » aux affirmations suivantes :

1. Il vous est arrivé récemment d'acheter un produit que vous aviez vu dans un nouveau spot publicitaire. Oui ❑ Non ❑

2. Vous regardez la télévision tous les soirs. Oui ❑ Non ❑

3. Vos enfants regardent la télévision chaque jour. Oui ❑ Non ❑

4. Lorsque vous êtes seul, vous aimez allumer le petit écran pour vous tenir compagnie. Oui ❑ Non ❑

5. Vous achetez peu de journaux, vous vous informez grâce à la télévision. Oui ❑ Non ❑

6. Entre télé et ordinateur, vous passez au moins 2 heures par jour face à un écran pour vous divertir. Oui ❑ Non ❑

7. Vous appréciez l'évolution des spots télé : les réalisateurs se préoccupent de plus en plus des problèmes d'environnement, et c'est tant mieux. Oui ❑ Non ❑

8. Votre budget « médias » (télé sur Internet, bouquet de chaînes) est supérieur à 50 € par mois. Oui ❑ Non ❑

9. Vous lisez moins d'un livre par mois. Oui ❑ Non ❑

10. Pour vous, la télé est un outil d'information comme un autre. Pourquoi le diaboliser ? Oui ❑ Non ❑

Vous avez répondu « oui » à plus de 5 affirmations :

Vous vivez avec votre temps et votre siècle : vous êtes « branché ». Sans télé, il vous paraît évident que vous allez laisser passer des informations importantes. Tout le monde sera au courant, sauf vous. La télé est pour vous un excellent indicateur des tendances et vous n'entendez pas rester sur le quai tandis que les autres prennent le train de la modernité. Mais, en suivant ce mouvement, est-ce bien ce train-là qu'on vous fait prendre ? À vous de voir en lisant ce qui suit…

Vous avez répondu « oui » à moins de 5 affirmations :

Vous utilisez le petit écran avec parcimonie. Vous savez que, bien souvent, on y diffuse une information rapide ; vous préférez vous informer autrement et aller au fond des choses.
Chaque spot publicitaire, chaque minute télévisée est en effet guidée par deux impératifs : l'audience et… la carte bleue que vous dégainerez dans votre supermarché après avoir vu sans vraiment le voir ce spot discret qui vous a charmé… Sommes-nous vraiment libres de consommer comme il nous plaît ? La pollution par l'image est-elle bien réelle ?

NOUS SOMMES TÉLÉGUIDÉS

Nous pourrions tout à fait cesser d'acheter, de jeter, d'incinérer, d'acheter à nouveau, de jeter encore, d'incinérer... Nous avons tout et, pourtant, nous voulons plus encore. Quotidiennement, de nouveaux produits voient le jour : lingettes pour nettoyer les vitres, téléphone avec téléviseur intégré, lingette qui absorbe la couleur du linge, balai jetable, eau pétillante aromatisée, yaourt qui protège notre flore intestinale, etc.

Comment ces produits deviennent-ils totalement indispensables, alors qu'il ne nous était même pas venu à l'esprit qu'ils puissent exister ? Grâce à la télévision, nos caddies sont toujours plus remplis, et notre porte-monnaie toujours plus vide...

Faites le test : zappez systématiquement au moment des spots télé et, lorsque vous faites vos courses, achetez ce qui est sur votre liste, uniquement. Vous vous apercevrez que la note est rapidement moins salée. Réfléchissez lorsque vous tendez la main vers un nouveau produit : pourquoi l'achetez-vous ? Est-ce pour combler un réel besoin ou parce que certaines images (un enfant heureux qui court dans une campagne verte et bucolique) vous ont convaincu que ce jambon était plus naturel que cet autre ? Et si vous regardiez plutôt la liste des ingrédients !

La pollution télévisuelle est également une source d'angoisse et de stress, une façon de polluer votre intimité. Selon les images diffusées aux informations, vous allez assister à un tremblement de terre au bout du monde, à un attentat ou à une épidémie gravissime en Afrique. Consciencieux, vous vous dites qu'il faut se tenir informé. Soit. Cette information envahit donc l'heure de votre dîner. Si vous n'aviez pas allumé le petit écran, le tremblement de terre n'existerait pas, pas plus que l'attentat. Quelle différence ? Allez-vous partir dans une heure avec une ONG pour aider les malheureux du bout du monde dont les images défilent sous vos yeux ? Diffusé aux heures de grande écoute, ce type d'information glisse sur la surface des événements sans vraiment les analyser. Vous vous sentez culpabilisé, anxieux, touché dans votre intimité. Vous auriez pu mettre un disque et discuter avec vos enfants. Cela n'aurait pas changé la face du monde et vous auriez conquis un peu de sérénité...

ON NOUS FAIT AVALER DU VERT

Vous vous intéressez à l'écologie ? Pas de problème, les agences de communication vont vous servir du vert sur un plateau. À en croire les spots, c'est en consommant que nous sauverons notre planète : jetez votre vieille voiture, vous polluerez moins avec une nouvelle (mais rien n'est dit sur le recyclage de l'ancienne), achetez une lessive traditionnelle (polluante) mais avec une touche d'*aloe vera* ajoutée : un peu de vert et de plantes vous fera bien oublier la composition totalement chimique du produit. Quelques gouttes d'huiles essentielles et un shampoing bourré de parabènes et autres ingrédients chimiques deviennent une source de « bienfaits de la nature ». Comptez le nombre de spots qui nous vendent un rêve vert : chants des grillons, cloches du village sur fond musical, cascade, vagues de la mer... On met en scène les produits en touchant notre corde sensible : nous voulons acheter propre ? Les publicitaires font tout pour nous le faire croire. Nous rêvons de quitter notre vie citadine stressante ? Les publicitaires sont là pour nous faire croire que nous redécouvrirons tous les bienfaits de la nature au fond d'un pot de yaourt aromatisé.

Les agences de communication font leur métier : surtout, ne cessons pas de consommer, puisque c'est la seule façon que nous avons trouvée pour être heureux...

Kit de survie anticonsommation

J'achète durable

Durable, au premier sens du terme : qui dure.

Le plastique n'a pas d'âme, l'aggloméré non plus. Nous sommes attirés irrésistiblement par des objets neufs : commode en contreplaqué, jouets brillants en plastique, mais avec le temps nous nous lassons. Ces objets perdent de leur superbe, ils se démodent, ils se cassent, on a envie de passer à autre chose. La commode de grand-maman en chêne massif est toujours là : les poignées sont ringardes ? On peut les changer. Le bois est tâché, trop foncé pour la mode du moment ? Qu'à cela ne tienne, on peut le poncer et le repeindre.

Les objets construits dans des matériaux durables sont vivants : ils évoluent avec vous. Ils ont une histoire et racontent la vôtre. Vous pouvez chiner vos meubles sur Internet ou dans une brocante, les donner plus tard à vos enfants, les trimballer dans tous vos déménagements, les relooker à l'infini.

« Le bon marché coûte cher », affirment encore les anciens dans nos campagnes. Et ils n'ont pas tort ! Le bon marché est peu coûteux sur le moment, mais, si vous faites le compte de tout ce que vous avez dû acheter, jeter ou renouveler dans votre vie, vous allez très vite vous rendre compte que la note est beaucoup plus salée que vous ne le croyiez.

Alors, avant d'acheter, réfléchissez : qu'est-ce qui dure ? Qu'est-ce qui est construit dans un matériau naturel : un petit pot en grès ou un Tupperware® en plastique ? Une cocotte en fonte ou un récipient recouvert d'un revêtement anti-adhérence qui peu à peu va se détacher à l'usure ? Un tee-shirt synthétique dans lequel vous sentez la transpiration ou un tee-shirt en coton bio ?

Oui, le grès, la céramique, le coton bio, la fonte sont des matériaux naturels qui coûtent plus cher à l'achat que toutes les matières modernes actuelles. Mais :

– aucun chimiste n'est encore venu nous annoncer qu'un carrelage de tomettes dégageait des substances toxiques ou qu'une commode en bois plein était nocive ;

– ces produits sans âme et sans vie sont par la suite invendables si vous voulez vous en séparer, et ils font de notre univers un monde standardisé où tout le monde possède des mêmes objets au même moment. Comment y inscrire et y graver notre personnalité ? C'est peut-être pour cela que nous achetons des jeans déjà prétroués ou préusés : nous sommes en manque d'un peu d'authenticité, celle qui s'acquiert avec l'usure du temps. Mais cela ne se trouve pas en magasin, comme on cherche à nous le faire croire.

Je refuse le jetable

Les produits jetables remplissent nos poubelles, nos incinérateurs, et donc par conséquent, nos poumons et notre eau du robinet de dioxines. Et si nous les boycottions ? S'offrir un beau stylo encre ou bien un porte-mines, c'est un plaisir, une marque de notre personnalité, un objet que nous conserverons très longtemps. Évitons de remplir nos poches de stylos vite utilisés, vite jetés.

Partir faire ses courses avec un joli panier, c'est charmant. Et en plus on n'a pas les doigts sciés par les montagnes de sacs plastiques lorsqu'on rentre chez soi.

Se raser avec un rasoir de barbier, c'est classe, et cela fait rêver votre fils qui aspire à devenir un homme à son tour. Rêvera-t-il de la même façon sur un Bic® jetable ? Devant le spot publicitaire, sans doute. Mais pas devant vous…

Poser sur la table de la cuisine une jolie cruche, pour simplement servir l'eau du robinet, c'est tellement plus élégant dans un rayon de soleil le matin qu'une bouteille en plastique vide.

Passer chercher son fromage et son jambon à la coupe, plutôt que de pousser son caddie à toute allure devant des rayonnages infinis et sans âme, c'est un petit moment de bonheur : on respire les odeurs, on choisit, le petit s'émerveille devant la taille des fromages, on discute un peu…

Et ne plus passer sa vie à descendre les poubelles, n'est-ce pas une motivation suffisante ?

Peu à peu, un nouveau plaisir s'installe en vous : celui d'avoir l'impression de ne plus être, enfin, un produit de consommation courante.

Je recycle dans ma maison

Avant de vous précipiter dans un magasin, essayez de réfléchir pour savoir si, par hasard, vous n'auriez pas déjà l'objet miracle dans votre grotte.

– Les piles de vêtements se cassent la figure sur l'étagère de vos armoires ? Récupérez des boîtes à chaussures, des bannettes de bureau, et réorganisez votre penderie !
– Le petit dernier a-t-il vraiment besoin de nouveaux jouets ? À 1 an, on adore les boîtes à empiler. Est-ce vraiment nécessaire de lui en offrir ? Placez quelques Tupperware® dans un panier, il sera le plus heureux des enfants, et vous n'aurez pas à jeter les jouets qui ne l'intéresseront plus dans 6 mois !
– Rapportez le papier déjà utilisé du bureau pour que vos enfants puissent dessiner à leur guise.
– Réutilisez l'ancienne table à langer en bureau informatique…

À vous de créer ! Au lieu de sortir directement votre carte bleue, inventez et faites des fouilles dans vos armoires.

J'apprends à vivre sans acheter

Aujourd'hui on ne sait plus se balader ailleurs que devant une série de vitrines. Nous avons du mal à passer tout un week-end sans partir « faire une course ». Le shopping est devenu une activité à plein temps au point que nous sommes désœuvrés lorsque nous n'avons rien à acheter. Et plus nous achetons, plus nous devons travailler pour gagner l'argent nécessaire, plus nous dépensons de l'énergie à ranger, classer, jeter.

Notre temps étant compté en argent, nous perdons peu à peu le sens tout simple de la vie : se faire *vraiment* plaisir.

Réfléchissez : dans 10 ans, quel sera votre plus beau souvenir ? Les après-midi où vous avez fait flamber votre carte bleue ou ce déjeuner sur l'herbe avec tous vos amis ? Que plaçons-nous dans nos albums photos ? Les objets que nous achetons à outrance ou le sourire des êtres qui nous sont chers, les paysages d'une promenade merveilleuse ?

Il fait beau et vous vivez dans un tout petit appartement ? Organisez un pique-nique dans un parc avec des amis, chacun peut apporter son casse-croûte.

Il fait moche ? Emmenez les enfants au salon de thé : c'est une dépense pour un moment chaleureux de convivialité.

Redécouvrez les jeux de société.

Bricolez, créez. Bâtissez un chez-vous qui vous ressemble.

Cuisinez, c'est bon pour la santé, et bon pour le moral.

CONCLUSION

Le tableau que nous venons de dresser n'est pas tout rose. Nos ancêtres vivaient dans la peur des microbes et des épidémies, notre société industrialisée grandit avec l'angoisse de maladies nouvelles : cancer, maladies dégénératives, etc.

Les messages diffusés dans les médias nous culpabilisent chaque jour un peu plus : l'énergie que nous dépensons s'amenuise, la planète s'épuise. À la longue, l'envie est grande de se boucher les oreilles et de poursuivre sa route tranquillement. Après tout, que pouvons-nous y faire, nous autres, petits citoyens du monde ? Nous ne sommes qu'une goutte d'eau dans un monde où l'argent gouverne tout, bien plus important que la survie des ours blancs ou des poissons. Les industriels se contrefichent de nos problèmes de cancers…

Et si nous cessions un instant de parler de pollution pour réfléchir plutôt à ce qui façonne une vie réussie, une vie harmonieuse ?

Cessons de courir et regardons nous vivre un instant : nous dormons peu (beaucoup moins que nos ancêtres), nous nous précipitons dans la tourmente chaque matin avec souvent pour seul objectif de rentrer le soir éreintés, et de nous avachir devant notre poste de télévision, à moins que ce ne soit notre ordinateur. L'argent que nous gagnons, nous le dépensons à remplir toujours plus nos armoires, selon la mode, selon les désirs provoqués par les spots de publicité. Nous travaillons et nous sortons notre porte-monnaie. Les petits instants de bonheur sont pourtant gratuits : plonger ses mains dans la pâte à pain, faire un câlin avec son chéri, prendre son petit-déjeuner au lit, se promener au soleil et s'étendre dans l'herbe, faire une partie de ballon avec le petit dernier… tous ces moments de bien-être ne coûtent rien, mais ils sont devenus si rares.

La plupart des messages publicitaires le savent bien, et ils jouent sur notre corde sensible en nous projetant des images d'une montagne idyllique pour vanter le parfum d'une lessive, ou d'un bon feu de bois, pour nous faire acheter un jambon sous cellophane. Achetez, achetez, et le bonheur est dans votre porte-monnaie. Et comme le bonheur ne vient pas, on achète plus encore au lieu de refuser ce cercle infernal. Coluche le disait avec ses mots : « Il suffirait que les gens n'en veuillent pas pour que ça ne se vende pas » ! Oui, nous avons, à notre échelle, le pouvoir de faire changer les choses. Nous pouvons simplement dire : « non ! ». Le consommateur a bien plus de pouvoir qu'il ne le pense s'il cesse de suivre les messages qu'on lui impose.

Le bonheur tient à peu de choses : ce sont les souvenirs que nous nous construisons, les relations que nous bâtissons lentement avec les autres… le bonheur ne s'achète pas. Il n'est pas compliqué, il se cache au fond de ce que nous avons oublié depuis plusieurs décennies : la simplicité.

Nous sommes devenus esclaves, addicts de la consommation : les enfants refusent de croquer dans une pomme, mais raffolent des « mini-gourdes » de compote, plus ludiques, plus faciles à déguster. Les objets qui nous entourent sont tous jetables, et il faut sans cesse les renouveler. Dans cette course à ce que nous pensons être la modernité, nous avons oublié l'essentiel : la pureté de l'eau, les bienfaits d'un air sain, d'un repas simple. Nos rivières sont polluées, notre air est saturé de produits toxiques, notre alimentation sous plastique.

Et si nous disions simplement « stop ! » ? Si nous cherchions une autre façon d'être heureux ?

BIBLIOGRAPHIE

LIVRES

Sioux Berger, *Bébés bio*, Paris, éditions Flammarion, 2008, 240 pages.

Ariane Boixière et Geneviève Chaudet, *Les plantes dépolluantes*, Paris, éditions Rustica, 2007, 130 pages.

Jean-Marie Delecroix, *Les oméga 3 6 9*, Paris, éditions Médicis, 2006, 126 pages.

Marie-Paule Dousset, *Savoir acheter*, Paris, éditions Flammarion, 2007, 464 pages.

Danièle Festy, *Ma bible des huiles essentielles*, Paris, éditions Leduc S., 2008, 550 pages.

Danièle Festy et Anne Dufour, *Les probiotiques, c'est magique !*, Paris, éditions Leduc S., 2005, 206 pages.

Corinne Gouget, *Additifs alimentaires, danger*, éditions du Chariot d'Or, 2006, 71 pages.

Dr Catherine Kousmine, *Sauvez votre corps*, Paris, éditions J'ai Lu « Bien-être », n° 7029, 2003, 628 pages.

Dr Catherine Kousmine, *Soyez bien dans votre assiette jusqu'à 80 ans et plus*, Paris, éditions Sand & Tchou 1994, 173 pages.

Dr Gillian McKeith, *Vous êtes ce que vous mangez*, Paris, First éditions, 2005, 240 pages.

Georges Mear, *Nos maisons nous empoisonnent*, Mens, éditions Terre Vivante, 2003, 192 pages.

Alessandra Moro-Buronzo, *Dictionnaire de la nouvelle alimentation*, Paris, éditions Médicis, 2005, 252 pages.

William Reymond, *Toxic. Obésité, malbouffe, maladie : enquête sur les vrais coupables*, Paris, éditions Flammarion, 2007, 354 pages.

Thierry Souccar, *Lait, mensonges et propagande*, Vergèze, Thierry Souccar éditions, 2008, 156 pages.

Dr Jean Vlanet, *Se soigner par les légumes, les fruits et les céréales*, Paris, éditions du Livre de Poche, 1985, 508 pages.

Dépôt légal : octobre 2009
N° d'éditeur : 3919

Imprimé en Allemagne par BoD